护理文书书写规范

HULI WENSHU SHUXIE GUIFAN

李英杰 主编

供青海省中医类医院使用

海峡出版发行集团 THE STRAITS PUBLISHING & DISTRIBUTING GROUP | 福建科学技术出版社 FUJIAN SCIENCE & TECHNOLOGY PUBLISHING HOUSE

图书在版编目（CIP）数据

护理文书书写规范 / 李英杰主编. -- 福州：福建科学技术出版社, 2025. 4. -- ISBN 978-7-5335-7462-8

Ⅰ. R197.323.1

中国国家版本馆CIP数据核字第20254LH741号

出 版 人 郭 武
责任编辑 沈贤娟
编辑助理 陈艳洁
装帧设计 吴 可
责任校对 林锦春

护理文书书写规范

主　　编 李英杰
出版发行 福建科学技术出版社
社　　址 福州市东水路76号（邮编350001）
网　　址 www.fjstp.com
经　　销 福建新华发行（集团）有限责任公司
印　　刷 福州德安彩色印刷有限公司
开　　本 889毫米×1194毫米 1/16
印　　张 5.5
字　　数 149千字
版　　次 2025年4月第1版
印　　次 2025年4月第1次印刷
书　　号 ISBN 978-7-5335-7462-8
定　　价 58.00元

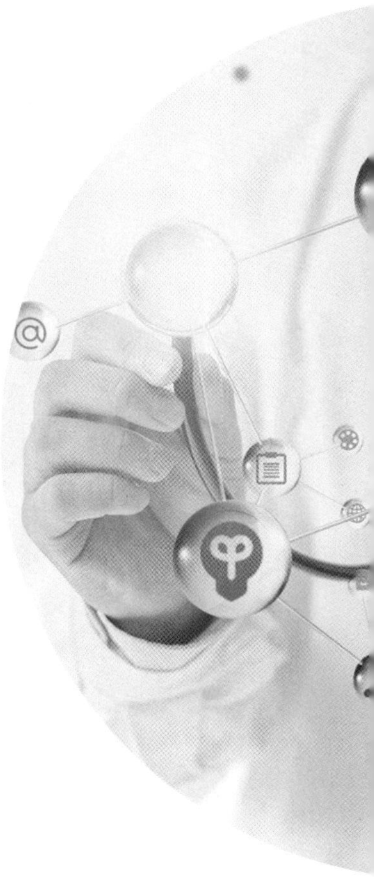

编委会

主　编： 李英杰

副主编： 程秀清　郝晓瑜　李世梅

编　委：（按姓氏笔画排列）

万晓燕　王生英　王晓媛　王雪垠　王　静　巴小玲

刘小苹　刘月珍　祁之花　祁晓霞　孙嫣婷　李文玲

李世梅　李英杰　杨玉珍　吴娟鸽　张文霞　武胜举

林　琴　赵　丽　郝晓瑜　胡春艳　俞月贤　索广琴

谈　霞　程秀清　褚文珍

前 言 QIANYAN

护理文书是医疗文书的重要组成部分，包括体温单、医嘱单、生命体征监测单、各类护理记录单、护理风险评估单、护理安全告知书等，用于记录患者住院期间的生命体征、病情变化、护理过程、安全风险及所采取的护理措施等，是临床护理工作的重要内容，是护士根据医嘱和病情对患者住院期间的护理过程的客观记录，用于综合评价患者从入院到出院期间疾病发生、发展以及转归的原始记录。护理文书可以客观反映患者住院期间诊疗及护理情况，为医生调整治疗方案提供依据，是采取护理措施的重要依据，也是护士业务水平和职业道德的体现。

规范护理文书书写不但能真实反映医院的护理管理水平、护理质量，而且能体现护理人员的工作态度和责任心。青海省中医院护理部依据中华人民共和国国家卫生健康委员会以及青海省中藏医药管理局的明确要求，紧密贴合临床实践需求，积极学习并吸纳中医护理领域前沿的新理论与新成果，以简明扼要的书写方式和表格化的呈现形式为主，精心编写了《护理文书书写规范》一书。这一举措旨在进一步规范护理文书的书写流程，提升护理文书的质量与实用性，为临床护理工作提供更为科学、高效、精准的指导，助力医院整体护理水平的持续提升，更好地服务于广大患者。

希望广大护理人员认真学习、规范实施，不断提高护理质量，提高护理服务水平，为广大患者提供更优质高效的服务，为青海省医疗卫生事业的繁荣发展做出贡献。

编者

2024 年 8 月

目 录 MULU

CHAPTER 1

第一章
护理文书书写管理标准相关规定

护理文书是医疗资料的重要组成部分，是护士在临床护理活动中形成的文字、符号、图表等资料的总和，是护士在观察、评估、判断患者护理问题以及为患者解决问题而执行医嘱、实施护理行为过程的记录。护理文书具有法律效力，应严肃对待，认真书写并妥善保管。护理文书包括体温单、医嘱单、中医护理记录单、专科护理记录单等。护理文书与护理学专业的发展息息相关，在临床护理、科研、教学、管理等方面，都日益显现出重要意义和学术价值。

随着法律制度的不断完善以及全民法律意识的日益增强，人们在享受医疗服务的同时，对自身权益的维护也提出了更高的要求。近年来，《最高人民法院关于民事诉讼证据的若干规定》的颁布、《医疗事故处理条例》的实施以及《中华人民共和国民法典》中有关侵权责任的规定的落地，进一步提升了民众的法律意识，同时也为医疗纠纷的鉴定提供了坚实的法律依据。在此背景下，护理文书作为医疗过程中的重要记录，其书写质量愈发重要。高质量的护理文书不仅能够客观、准确地反映患者的治疗过程，还能有效规避因书写不当引发的医疗纠纷，为医护人员和医疗机构提供有力的法律保障。

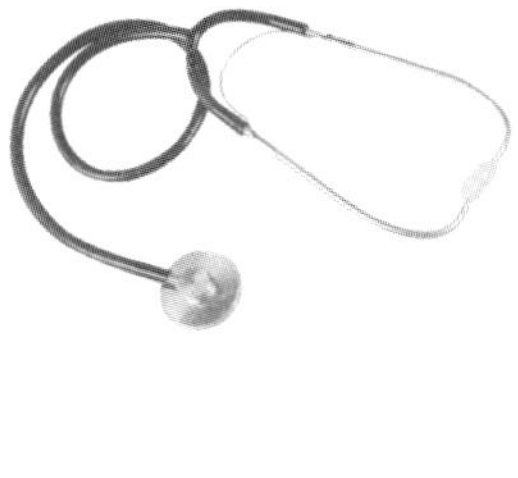

第一节　护理文书书写的基本原则

（1）按照《医疗事故处理条例》及中华人民共和国国家卫生健康委员会下发的有关规定要求。

（2）遵循卫生部《关于印发〈病历书写基本规范〉的通知》（卫医政发〔2010〕11号）。

（3）根据卫生部《关于加强医院临床护理工作的通知》（卫医政发〔2010〕7号）及卫生部办公厅《关于在医疗机构推行表格式护理文书的通知》的要求。

（4）根据国家中医药管理局下发的《中医护理常规技术操作规程》的要求。

（5）根据《中医医院护理工作指南》的要求。

（6）参照《青海省临床护理文书书写规范》。

（7）在《青海省中医院护理文件书写及中医护理技术》的基础上修改制定。

（8）符合中医院基本的诊疗护理常规和规范。

（9）符合客观、真实、准确、完整、及时、规范的原则，记录患者的病情变化。

（10）有利于维护护患双方合法权益，防止护理纠纷的发生。

（11）有利于提高护理质量，为医疗、教学、科研提供可靠的客观资料。

（12）有利于规范护理管理，明确职责，防止护理差错及纠纷的发生。

第二节　护理文书书写的基本要求

（1）护理文书的书写应保持连续性，文字简明扼要，突出中医特色，使用规范的医学术语和通用的外文缩写，书写要求文字工整、字迹清晰，表述准确，语句通顺，标点符号使用正确。

（2）护理文书的日期和时间一律使用阿拉伯数字书写，日期具体到年、月、日，时间采用24h制，具体到分钟。

（3）护理文书中使用的度量衡单位一律采用中华人民共和国法定计量单位。

（4）书写过程中如果出现错字，应在错字上划双横线，确保原记录清楚可辨，并在划线的错字上方进行修改，注明修改时间并签名。严禁采用刮、粘、涂等方法掩盖或除去原字迹。

（5）护理文书应体现“实时性”，即在完成护理观察、评估或护理措施后立即书写。如因抢救急危患者而未能及时记录，相关人员应在抢救结束后6h内据实补记。

（6）确保护理记录与医疗病程记录的一致性，确保信息的准确性与完整性。

（7）护理文书应使用蓝黑墨水笔书写，电子病历需按照规定内容录入，并及时打印存档。

第三节　护理电子病历管理制度

护理电子病历书写必须遵守中华人民共和国国家卫生和计划生育委员会（现为中华人民共和国国家卫生健康委员会）颁发的《病历书写基本规范》和《电子病历基本规范》的规定。

一、护理电子病历使用安全

（1）护士需完成并通过护理电子病历操作培训后方可从事护理电子病历录入。

（2）录入护理电子病历时，必须使用本人的工号和密码登录护理记录系统，系统可自动签名，书写完毕及时保存。

（3）患者出院后修改电子病历的期限为纸质病历归档前，归档后病历如需修改，需在电子病历工作站提交申请，病案质控科退回病历后方可修改。

二、护理电子病历使用规范

（1）转科、转床护理单使用规范。①遇转科、转床时，体温单、护理记录续页等信息栏上显示转后的科室及床号。②转科患者各项记录单由原病区完成，其中入院评估单、住院患者健康宣教单打印后签名，并归入病历中；转入科室根据患者转入时的情况重新完成入院评估单及住院患者健康宣教单，其余各类记录单可续写。

（2）电子病历满页打印，如遇纠纷，已封存的护理记录内容不可再做任何电子修改。仍处于使用状态的护理记录单可以续写。

（3）各病区可根据专科需要设计电子病历表格，如生命体征监测单、血糖监测单等。

（4）病区在正式运行之前，应组织讨论并制订相关的电子病历输入和打印的岗位分配，并落实到各班职责中。

（5）护理记录满页打印前应先查阅，确定无误再打印，以减少纸张浪费。

CHAPTER 2

第二章
护理文书书写内容及要求

规范临床护理文书的书写，可为护理工作者正确书写文书提供指导，能有效保障护理记录的准确性和完整性。本章对体温单、医嘱单、常规护理记录单及专科护理记录单的书写进行了详细阐述，包括记录的具体要求、格式规范、质量标准，以及执行医嘱、查对制度、抢救工作流程、事故报告等规定，确保规范操作。

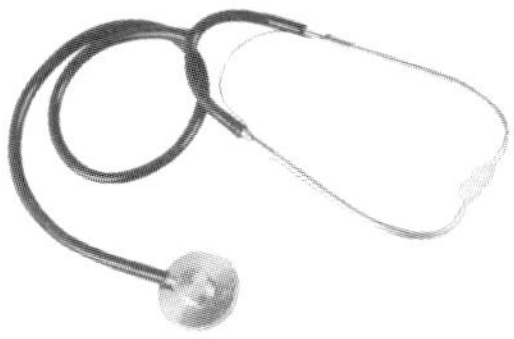

第一节　体温单

体温单用于住院患者体温、脉搏、呼吸及特殊项目的记录，应排放在病历的第一页。

体温单

姓名：_____　性别：_____　年龄：_____　科别：_____　床号：_____　病历号：_____　入院日期：_____

日期																																												
住院天数																																												
术后天数																																												
时间			3	7	11	15	19	23	3	7	11	15	19	23	3	7	11	15	19	23	3	7	11	15	19	23	3	7	11	15	19	23	3	7	11	15	19	23	3	7	11	15	19	23
脉搏	呼吸	体温																																										
170	80	42																																										
150	70	41																																										
130	60	40																																										
110	50	39																																										
90	40	38																																										
70	30	37																																										
50	20	36																																										
30	10	35																																										
10	0	34																																										
呼吸（次/分）																																												
血压（mmHg）																																												
小便（次/日）																																												
大便（次/日）																																												
体重（kg）																																												
身高（cm）																																												
随机血糖（mmol/L）																																												

一、楣栏项目

楣栏项目包括姓名、性别、年龄、科别、床号、病历号、入院日期，患者办理入院手续后，相关信息由电脑自动生成。

二、一般项目栏

一般项目栏包括日期、住院天数、术后天数等。

（1）日期。入院当天在体温单录入相应的入院时间，具体到分钟，住院日期在体温单中自动生成。

（2）住院天数。自入院当日开始计数，直至出院，由电脑自动生成。

（3）术后天数。手术当日在体温单“术后天数”栏内选择“第一次手术后天数”并录入“0”，之后的术后天数按顺序自动生成至 14 天。若在住院期间进行第二次手术，在二次手术当日体温单“术后天数”栏内选择“第二次手术后天数”并录入“0”，之后术后天数会自动显示，在第二次手术的次日用第一次手术的天数作为分母，以第二次手术的天数作为分子，自动延续至第二次手术的术后 14 天。

三、40~42℃项目栏填写内容

（1）在相应的时间内，选择入院、出院、转科、死亡、手术、分娩、外出、拒测等，信息将自动生成于体温单 40~42℃横栏之间。除手术、分娩、外出、拒测不写时间外，其余各项应写明具体时间，并精确到分钟（注：转科时间由转入科室据患者到科时间填写）。

（2）测体温时患者临时外出，需补测。如确定患者请假或私自外出未归，于相应时间栏内录入“外出”。若患者拒测，体温、脉搏、呼吸不做记录，在相应时间栏内录入“拒测”。危重患者外出或拒测，护理工作者按实际情况记录，并与护理记录保持一致。

四、体温绘制说明

（1）体温从 34~42℃，每一大格为 1℃，每一小格为 0.2℃。在体温单栏内选择相应时间，选择测量方式，输入体温数值，体温曲线可自动生成。

（2）体温符号。蓝点表示口温，蓝圈表示肛温，蓝叉表示腋温。相邻体温用蓝线相连。

（3）如果体温不升，在相应时间段内输入体温 35℃，将在体温单 35~36℃横栏之间生成“不升”二字。

（4）物理或药物降温 30min 后应复测体温，并在物理或药物降温前体温的同一纵格内输入复测体温，以红圈表示，以红虚线与降温前体温相连，如果复测体温未变，则在蓝叉外画红圈表示。

（5）患者体温正常（≤ 37.2℃），每日测量 1 次；体温在 37.2℃以上，每 4h 测量 1 次，连续 3 次正常后改为每日测量 1 次；新入院患者每日测量体温 3 次（7–11–19），后改为每日测量 1 次；危重患者无特殊医嘱，每日测量体温 3 次（7–11–19）；预术、手术、术后 3 日内每日测量体温 3 次。

五、脉搏绘制说明

（1）脉率从 10 次 / 分至 170 次 / 分，每一大格为 20 次 / 分，每一小格为 4 次 / 分。在脉搏或心率栏内选择相应时间，输入测得数值，脉搏或心率曲线可自动生成。

（2）脉搏符号。红点表示脉率，红圈表示心率，脉率或心率之间用红线相连，体温与脉率重叠时，在蓝叉外画红圈表示。起搏心率用“Ⓗ”表示。

（3）心房纤颤患者出现脉搏短绌时应由 2 名护士分别同时测脉搏、心率 1min，并在同一时间栏内分别输入脉率及心率数值，系统将自动生成于体温单上，显示脉率与心率两头用红实线封口，之间用红虚斜线填满。

六、呼吸项目栏

（1）记录法。呼吸项目栏为一栏空格，测量结果以数字表示，相邻的 2 次呼吸数用蓝笔上下错开填写，在相应的时间栏内，第一次呼吸应记录在上方。

（2）使用呼吸机的患者在相应时间栏内选择“辅助呼吸”，以“Ⓡ”表示，不记录次数。

（3）连线法。呼吸从 0 至 80 次 / 分，每一大格为 10 次 / 分，每一小格为 2 次 / 分，符号为“○”，相邻的呼吸符号用蓝线相连。

七、特殊项目栏

特殊栏目项包括血压、小便、大便、体重、身高、随机血糖，空白栏内可录入需要观察和记录的内容。

（1）血压。及时测量并记录新入院、转入、手术后及分娩患者的血压，遵医嘱需每日监测血压的患者，护理工作者应将血压记录在监测单上。

（2）小便。每 24h 记录 1 次。危重患者出入量记录在中医护理记录单中；一般患者出入量记录在记录单中，体温单只需记录尿液频次；导尿患者的尿量以“C”标识，如 2000/C 表示导尿患者的尿液量为 2000ml；尿失禁患者以“※”标识。

（3）大便。每 24h 记录 1 次。“1/E”表示灌肠后大便 1 次，“1^2/E”表示自行排便 2 次，灌肠后排便 1 次，“0/E”表示灌肠后无大便，“※”表示大便失禁，“※/E”表示灌肠后大便多次，“☆”表示人工肛门。

以上特殊标识可在大便、小便项目栏中进行选择。若 3 天无大便，应通知医生予以处理。

（4）新入患者应当日测量并记录体重、身高，而后根据患者病情及医嘱测量并记录。因病情危重或特殊原因不能测量体重或身高者，在相应栏内填上“平车”或“轮椅”。

（5）“随机血糖”栏内录入不做动态监测的随机血糖数值。

第二节　医嘱单

医嘱是医师在医疗活动中下达的医学指令，由医护人员共同执行。医嘱单是医护人员实施治疗和护理的重要依据，也是护士执行医嘱及核查的重要依据。医嘱分为长期医嘱、临时医嘱和备用医嘱。注：备用医嘱多写在长期医嘱或临时医嘱的表格中，故没有专门的备用医嘱表格。

长期医嘱单

姓名：________ 性别：_______ 年龄：_______ 科室：_______ 床号：_______ 住院号：_______

开始					停止			
日期	时间	医嘱内容	医师签名	护士签名	日期	时间	医师签名	护士签名

临时医嘱单

姓名：________ 性别：________ 年龄：________ 科室：________ 床号：________ 住院号：________

签开医嘱		临时医嘱	医师签名	执行		
日期	时间			日期	时间	签名

一、医嘱种类

（1）长期医嘱。有效时间在 24h 以上，医生注明停药时间后方才失效。

（2）临时医嘱。有效时间在 24h 以上，只执行 1 次。要求立即执行的“ST”医嘱，需在 15min 内执行。其他需要在限定时间内执行，如手术、会诊、各种检查等。出院、转科、死亡等也列为临时医嘱。

（3）备用医嘱。长期备用医嘱：有效时间在 24h 以上，必要时使用，2 次执行之间有时间间隔，由医生注明停药时间方才失效。临时备用医嘱：仅在 12h 内有效，必要时使用，只执行 1 次，过期尚未执行则自动失效。

二、医嘱书写基本要求

（1）医嘱内容应清晰、准确，每项医嘱只包含 1 项内容，时间精确到分钟。

（2）医嘱不得涂改，需要取消时从医嘱内容的第二个字开始用红笔连续书写“取消”字样，并由医生签名确认。

（3）医嘱应遵循“上下封顶”式签名、签时间，中间以“双点”填满。医嘱单不能空格作废，应填满内容。

（4）长期医嘱一般在上午 10 时 30 分前开出，特殊情况（新入院患者的医嘱、病情变化时开具的医嘱）除外。

（5）医嘱需经医生签名方生效，一般情况下医生的口头医嘱不予执行，在抢救或手术过程中医生提出的口头医嘱，护士必须向医生复诵一遍，双方确认无误后方可执行，事后由医生即刻据实补写医嘱。

（6）药敏试验结果在医嘱单上用红笔标明“-”或“+”，并签具体时间和执行护士的姓名。结果呈阳性者，护士应在电脑输注并在床头牌做红色标识。结核菌素试验需双签字，包括执行者与皮试结果的观察者，并注明观察日期及时间。

三、医嘱处理原则

（1）先急后缓，处理或执行多项医嘱时，应判断医嘱的轻重缓急，及时、合理安排执行顺序。

（2）先临时后长期，需要即刻执行的医嘱应立即安排执行，然后再执行长期医嘱。

（3）医嘱执行者在医嘱单上签全名。

四、医嘱处理方法

（1）长期医嘱。医生将医嘱写在长期医嘱单上，注明日期和时间并签全名。护士将长期医嘱栏内的医嘱转抄至各种执行单上，注明执行时间并签名。术前针由执行者按实际执行时间签名确认。

（2）临时医嘱。医生将医嘱写在临时医嘱单上，注明日期和时间并签全名。护士应先将临时医嘱转抄至各种临时治疗单上，并在护士签名栏内签全名。各种需打印的标签应及时打印并执行。

（3）备用医嘱。长期备用医嘱应由医生写在长期医嘱单上，按长期医嘱处理。每次执行后，在临时医嘱单上记录执行时间并签名，供下一班次人员参考。每次执行前要先了解上一班次的执行时间。临时备用医嘱应由医生写在临时医嘱单上，待患者需要时执行，执行后按临时医嘱处理。过时未执行，护士应用红笔在该项医嘱栏内写“未执行”并签全名。

（4）停止医嘱。护士在执行单或各种卡片上注销相应项目，注明停止日期与时间，并在签名栏内签名。

（5）重整医嘱。长期医嘱单超过 3 页，或医嘱项目调整较多时要重整医嘱。重整医嘱时，在最后一行医嘱下面用红笔划 1 条横线，在红线下面用红笔写上“重整医嘱”，再将需要继续执行的长期医嘱按原日期排列顺序，抄录在红线以下的医嘱单上，抄录完毕，两人核对无误后，抄写者、核对者在相应栏内签名。患者转科、手术或分娩后，医嘱需要重新整理时，在原医嘱下方用红笔划 1 条横线，以示前面医嘱一律作废，在红线下方用红笔写上“转科医嘱”“手术医嘱”“分娩医嘱”，然后开具新医嘱。

（6）严格执行查对制度，发现疑问，须核对清楚后方可执行。医嘱须每班核对，每周总查对，查对后要记录并签全名。

第三节　常规护理记录单

常规护理记录单包括入院评估单、患者自理能力评估单、一般患者护理记录单等，其记录要求简述如下。

一、入院评估单

【记录要求】

（1）入院评估单为表格式，基本资料以“√”形式填写。内容包括患者的基本资料、四诊内容、护理评估及措施等。

（2）全部内容要在患者入院本班次内完成书写。

（3）对有过敏史的患者，护士要详细填写过敏的药物或食物名称，并在床头牌中用红色字体进行标识。

（4）西医科室（如五官科、普外科、泌尿外科等）不填写“脉象”。

（5）对危重患者或住院期间病情发生变化的患者，除填写“入院评估单”外，还需填写“中医护理记录单”。

入院评估单

科室：________　姓名：_______　年龄：_______　性别：_______　床号：_______　住院号：_______

基本资料	入院诊断：中医 ________　　西医 ________ 入院方式：□步行　□扶行　□轮椅　□平车　□其他 ________________ 过敏史：□无　□有　　过敏源：□药物________________　□食物 ________________ 生命体征：体温 _____℃；脉搏 _____ 次 / 分；呼吸 _____ 次 / 分；血压 _____ mmHg
四诊内容	神志：□有神　□倦怠　□烦躁　□嗜睡　□谵妄　□昏迷　□其他 ________________ 形态：□自如　□步履艰难　□不得平卧　□肢体活动受限（□右上肢　□右下肢　□左上肢　□左下肢） □其他 ________________ 皮肤：□正常　□黄染　□苍白　□紫绀　□压疮　□潮红　□溃烂　□水肿　部位：________________ 舌质：□红色　□淡红色　□淡白色　□红绛色　□紫暗色　□其他 ________________ 舌苔：□薄白　□薄黄　□黄厚　□灰黑　□燥裂　□腐　□腻　□其他 ________________ 语言：□清楚　□语音低微　□失语　□呻吟　□其他 ________________ 咳嗽：□无　□有［□无痰　□有痰（□白色　□黄色　□铁锈色　□血痰　□质清稀　□质黏稠）］ □其他 ________________ 嗅气味：□无异味　□有异味 __________________ 饮食：□正常　□纳呆　□多饮易饥　□恶心呕吐　□鼻饲　□禁食　□其他 听力：□正常　□下降　□耳聋　□其他 ________________ 视力：□正常　□下降　□失明（□左　□右）　□其他 ________________ 睡眠：□正常　□难入寐　□易醒　□夜寐不安　□彻夜不眠　□多梦　□辅助用药　□其他 _________ 大便：□正常　□便秘　□便溏　□柏油便　□泄泻　□失禁　□造瘘口　□其他 ________________ 小便：□正常　□频数　□癃闭　□尿少　□失禁　□留置导尿管　□造瘘　□血尿　□浑浊　□其他 _____
护理评估及措施	带入留置管道：□无　□有（部位 ________________　类型 ________________）　引流通畅：□是　□否 自理能力：□重度依赖　□中度依赖　□轻度依赖　□无须依赖 压力性损伤风险：□无　□有（□轻度风险　□中度风险　□重度风险）　护理措施：□已落实　□未落实 深静脉血栓风险：□无　□有（□轻度风险　□中度风险　□重度风险）　护理措施：□已落实　□未落实 跌倒或坠床风险：□无　□有（□轻度风险　□中度风险　□重度风险）　护理措施：□已落实　□未落实 护理级别：□特级护理　□一级护理　□二级护理　□三级护理
	饮食种类：□普食　□软食　□流质饮食　□半流质饮食　□治疗饮食（□低盐饮食　□低脂饮食　□低糖饮食 □清淡饮食　□糖尿病饮食）　□高蛋白饮食　□优质低蛋白饮食　□其他 ________________
以上内容在本班内完成	责任护士签名：________________

二、患者自理能力评估单

患者自理能力评估单根据 Barthel 指数量表评定细则，结合患者实际情况，真实、客观、准确、及时地在相应框内打分，得出自理能力评分。

患者自理能力评估单

科室：_____ 床号：_____ 姓名：_____ 性别：_____ 年龄：_____ 住院号：_____ 诊断：_____

项目	评估内容	分值	评估时间					
			首次	二次	三次	四次	五次	出院
洗澡	准备好洗澡水后，可独立完成洗澡过程	5						
	在洗澡过程中需要他人帮助	0						
修饰	可独立完成	5						
	需要他人帮助	0						
进食	可独立进食	10						
	需要部分帮助	5						
	需要极大帮助或完全依赖他人，或留置胃管	0						
穿衣	可独立完成	10						
	需要部分帮助	5						
	需要极大帮助或完全依赖他人	0						
如厕	可独立完成	10						
	需要部分帮助	5						
	需要极大帮助或完全依赖他人	0						
控制大便	可控制大便	10						
	偶尔失控	5						
	完全失控	0						
控制小便	可控制小便	10						
	偶尔失控	5						
	完全失控，或留置导尿管	0						
上下楼梯	可独立上下楼梯	10						
	需要部分帮助	5						
	需要极大帮助或完全依赖他人	0						
床椅转移	可独立完成	15						
	需要部分帮助	10						
	需要极大帮助	5						
	完全依赖他人	0						
平地行走	可独立在平地上行走 45m	15						
	需要部分帮助	10						
	需要极大帮助	5						
	完全依赖他人	0						
Barthel 得分								
自理能力等级								
护士签名								

【记录要求】

（1）请在患者入院时、入院后 3~5 天、术后、有创检查后、病情变化（抢救）后、出院前评估并记录。

（2）评估时请参考 Barthel 指数量表评定细则。

（3）各项评定指数请在相应框内打分。自理能力等级分为 A、B、C、D 四级，A 代表重度依赖（≤ 40 分），B 代表中度依赖（41~60 分），C 代表轻度依赖（61~99 分），D 代表无需依赖（100 分）。

附件：Barthel 指数量表评定细则

Barthel 指数量表评定细则

1. 洗澡

患者能不在家属看护下进出浴室，独立完成清洁、冲洗及擦干等步骤。

△ 5 分：准备好洗澡水后，可独立完成洗澡过程。

△ 0 分：在洗澡过程中需要他人帮助。

2. 修饰

修饰指 24~48h 内患者情况，包括洗脸、梳头、刷牙、刮脸及化妆等。可由旁人提供工具，如挤好牙膏、准备好水等。男性患者可自行剃胡须，女性患者可梳洗（不包括编结发辫）。

△ 5 分：可独立完成。

△ 0 分：需要他人帮助。

3. 进食

用合适的餐具将食物送到口中，包括用筷子、勺子或叉子取食物，对碗或碟的把持，咀嚼，吞咽等过程。

△ 10 分：可独立进食。

△ 5 分：需要部分帮助。

△ 0 分：需要极大帮助，或完全依赖他人，或留置胃管。

4. 穿衣

穿衣包括穿衣服、脱衣服、系扣子、拉拉链、穿鞋袜、脱鞋袜、系鞋带等。

△ 10 分：可独立完成。

△ 5 分：需要部分帮助。

△ 0 分：需要极大帮助或完全依赖他人。

续表

5. 如厕

如厕包括去厕所、解开衣裤、擦净、整理衣裤、冲水等。偶尔失禁指每周≤ 1 次。若患者长期便秘需要别人定时帮助，视为失禁。患者能自行处理造瘘口或使用尿片，视为独立。

△ 10 分：可独立完成。

△ 5 分：需要部分帮助。

△ 0 分：需要极大帮助或完全依赖他人。

6. 控制大便

在马桶上坐下及站起，穿脱裤子，防止弄脏衣物及周围环境，使用厕纸和用后冲厕。

△ 10 分：可控制大便。

△ 5 分：偶尔失控，或需要他人提示。

△ 0 分：完全失控。

7. 控制小便

△ 10 分：可控制小便。

△ 5 分：偶尔失控，或需要他人提示。

△ 0 分：完全失控，或留置导尿管。

8. 上下楼梯

△ 10 分：可独立上下楼梯。

△ 5 分：需要部分帮助（需要借助楼梯扶手、他人搀扶或使用拐杖等）。

△ 0 分：需要极大帮助或完全依赖他人。

9. 床椅移动

△ 15 分：独立完成整个过程。如安全到达床边，刹住轮椅，抬起脚踏板，安全移到床上，躺下；或在床上坐起，移动到床边，必要时改变轮椅的位置，再由床上转移到轮椅上。

△ 10 分：需要部分帮助（需要他人搀扶或使用拐杖）。

△ 5 分：能自己在床上坐起，但需要帮助才能转移到轮椅上，或在用轮椅时需要较多的帮助。

△ 0 分：完全依赖他人。

10. 平地行走

△ 15 分：可独立在平地上行走 45m。

△ 10 分：需要部分帮助（需要他人搀扶，或使用拐杖、助行器等辅助用具）。

△ 5 分：需要极大帮助（行走时较大程度上依赖他人搀扶，或坐在轮椅上自行在平地上移动）。

△ 0 分：完全依赖他人。

三、一般患者护理记录单

一般患者护理记录单

科室：_____　床号：_____　姓名：_____　性别：_____　年龄：_____　诊断：_____　住院号：_____

日期	时间	护理记录	签名

【记录要求】

（1）此记录单适用于所有新入院的一般患者（新入院即通知病危、病重除外）。病危、病重患者病情好转，停病危、病重后，启用一般护理记录单。

（2）一般患者病重、病危或遇手术时立即启用中医护理记录单（危重病）或手术护理记录单，同时停用一般护理记录单。

（3）此记录单记录频次，即入院时、入院后每 5~7 天评估 1 次、一般患者病情发生变化时、出院时。

（4）一般患者护理记录单应涵盖所执行的中医护理技术名称、作用及频次，并体现实施效果。

四、中医护理记录单（危重病）

中医护理记录单（危重病）是护士根据医嘱对所有病危、病重、手术患者，以及病情发生变化、需要监护的患者住院期间护理过程的客观记录。

【记录要求】

（1）中医护理记录单（危重病）内容包括患者的基本信息，以及日期、时间、心电监护、生命体征、血氧饱和度、意识、瞳孔、吸氧、出入量、卧位、皮肤情况、管路情况、安全护理、敷料外观、专科护理、病情观察及辨证施护、护士签名等。表格后附以书写说明。

（2）各项目栏为已注明单位，只填数值即可。

（3）护理记录内容应根据实际情况详细填写，遵循客观、真实、准确、及时、完整的原则，项目栏内未包括的内容和特殊检查、特殊治疗、护理措施及效果在“病情观察及辨证施护”栏内记录。

（4）护理记录单中首行记录首测生命体征，记录时间以测量时间为准，通知危重后，应另起一行记录相关内容，记录时间以实际记录时间为准。

（5）心电监护在护理记录中的选项应明确（脉率或心率），心房纤颤患者心率、脉率同时记录。

（6）长期医嘱中使用的治疗，不必在记录单中体现，但患者病情变化时临时使用的药物，需将药物名称、规格、给药途径、液体量录入相应的项目栏内，“病情观察及辨证施护”栏内不再重复记录。

（7）准确记录出入量。入量包括患者饮食、输液、输血、饮水量、鼻饲量等，出量包括患者尿量、大便量、呕吐量、排泄量、穿刺量、引流量等，必要时记录颜色、性质。遇交接班时，记录引流量后，交班者应及时清空引流瓶或引流袋并记录，避免统计量的误差。

（8）24h 出入量应在早上 7 时总结，白班于下午 17 时小结 1 次，统计时间不足 24h 的，按实际时间书写。记录方式为白班“小结”、夜班“总结”。

（9）皮肤有异常改变时，应在“病情观察及辨证施护”栏内详细描述性质及护理情况。

（10）“专科护理”栏内可自行填写本科室常见的专科护理项目。

（11）应规范使用标点符号，主诉不使用引号，自诉使用冒号和引号。

（12）通知病危、病重患者的记录应在本班内完成，并进行全面评估。交班记录时，应对预术患者进行全面评估。

（13）危重患者私自外出，护士应按实际情况记录，并与护理记录保持一致。各项记录单满页后及时打印，按规定归入病历中。

（14）使用微量泵调整剂量，应在护理记录单中及时记录。

（15）置入及拔除留置针应有记录，留置期间每班在“管路情况”项目栏里评估，穿刺部位皮肤出现异常改变时应在“病情观察及辨证施护”栏内详细描述皮肤状态及护理情况，每天观察并记录，直至痊愈。

（16）记录时应使用医学术语描述，突出中医特色，语言完整、简练、准确、量化，单位明确，禁用简化字及不规范的缩写。书写语言通顺，表达准确，标点正确，不能出现错别字。

（17）中医护理技术应在护理记录单中描述。

（18）患者输血时应记录血型、血液成分名称、输血量、输血过程中有无不良反应，以及输入时间和结束时间等。

（19）患者擅自离院不归有发生意外的风险，应在患者入院时告知患者住院期间不得离院，如发现患者擅自离院，护士应及时将情况全面、真实地记录，并注明回归病房时间。

【记录范围】

（1）根据病情下达病危、病重的患者。

（2）外科手术前后的患者。

（3）对于接受特殊检查、治疗后需要密切观察和给予护理措施的患者。

（4）病情突然发生变化，需要特殊观察、治疗、护理的患者。

（5）患者发生坠床、跌倒、自杀等不良事件，护士需将发生的经过真实记录。

【记录频次及记录内容】

（1）危重患者的护理记录，应评估患者的意识、瞳孔、生命体征及病情变化。患者的护理记录应对患者氧疗、卧位、皮肤情况、管路情况、敷料外观进行动态记录，对所实施的护理措施进行流水记录。

（2）病情危重、随时处于抢救状态的患者，护士应密切观察并记录患者的意识、瞳孔、生命体征、病情变化及各项护理措施。

（3）在病危患者生命体征平稳的情况下，每班人员应对表格内容进行评估并在“病情观察及辨证施护”栏内用文字描述患者现存的症状、体征、护理问题及给予的护理措施。病情变化应随时记录。

（4）病情平稳的病重患者，每班需对表格内容进行评估，每 2 天在“病情观察及辨证施护”栏内用文字总结性地描述患者的病情及护理措施。病情变化应随时记录。

（5）需要严密监测生命体征的患者（如需监护仪），根据病情每隔 1~2h 记录 1 次各项参数。根据专科特点，需要观察的项目应随时记录。有特殊医嘱的遵医嘱执行，并记录措施落实的具体时间及观察结果。

（6）大手术患者预术、手术当日、术后 3 日，每班应对患者进行全面评估，并落实相应的护理措施；普通手术患者预术、手术当日、术后 1 日，每班记录 1 次；局麻手术患者预术及手术当日，每班记录 1 次。病情变化应随时记录。

中医护理记录单（危重病）

科室：＿＿＿＿ 床号：＿＿＿＿ 姓名：＿＿＿＿ 年龄：＿＿＿＿ 性别：＿＿＿＿ 住院号：＿＿＿＿ 诊断：＿＿＿＿

＿＿年		心电监护	T（℃）	HR（次/分）	P（次/分）	R（次/分）	血压（mmHg）	血氧饱和度（%）	意识	瞳孔				吸氧（L/min）		入量		出量		卧位	皮肤情况	管路情况	安全护理	敷料外观		专科护理			病情观察及辨证施护	护士签名
日期	时间									左（mm）	对光反射	右（mm）	对光反射	鼻塞	面罩	项目	量（ml）	项目	量（ml）					清洁	渗血渗液					

注：（1）意识。①清醒，②嗜睡，③意识模糊，④谵妄，⑤昏睡，⑥浅昏迷，⑦深昏迷；

（2）瞳孔。灵敏 +、迟钝 ±、消失 −；

（3）卧位。①自动体位，②左侧卧位，③右侧卧位，④平卧位，⑤坐位，⑥半卧位，⑦俯卧位，⑧头高脚低位，⑨头低脚高位，⑩中凹位；

（4）皮肤情况。①完整，②压红，③水疱，④破溃，⑤溃疡，⑥结痂；

（5）管路情况。①静脉置管（A. 留置针、B. 深静脉置管、C. PICC 置管），②导尿管，③胃管，④腹腔引流管，⑤伤口引流管，⑥胸腔引流管，⑦膀胱造瘘；

（6）安全护理。①腕带，②床护栏，③保护性约束，④床头警示，⑤安全教育。

五、出入量记录单

出入量记录单仅限于单纯记录出入量且未启用“中医护理记录单（危重病）”的患者。

出入量记录单

姓名			科室			床号				住院号			
诊断						医嘱							
日期	实入量（ml）				实出量（ml）							备注	签名
	静脉滴入	饮入	食入	总入量	尿量	大便	T管引流	胃管引流	腹腔引流	造瘘袋	总出量		

【记录要求】

（1）白班和夜班各总结 1 次，白班于 17：00 小结 1 次，夜班于次日 7：00 总结 24h 出入量，在项目栏内选用“小结”“总结”字样，系统将自动生成总结数值。此数值不在体温单相应栏目内再次填写。统计时间不足 24h 的，按实际小时数进行总结记录。

（2）异常情况要及时告知医生并在备注栏内注明。

六、血压记录单

血压记录单用于未启用护理记录单，根据医嘱单纯监测血压的患者。

血压记录单

姓名：______ 床号：______ 住院号：______ 诊断：______

日期	时间	血压（mmHg）	备注	签名	日期	时间	血压（mmHg）	备注	签名

【记录要求】

（1）填写测量时间、具体数值，并签名。

（2）建立此单后，将不再在体温单血压栏内填写监测数值。

（3）血压异常及时告知医生，并在备注栏内记录。根据病情及处理措施，必要时启用护理记录单进行详细完整的记录。

（4）如为下肢血压，应在备注栏内注明左、右下肢血压。

七、血糖记录单

血糖记录单用于每日需要多次监测血糖的患者。

血糖记录单

科室：_____　姓名：_____　性别：_____　年龄：_____　床号：_____　住院号：_____　诊断：_____

日期	血糖（mmol/L）								餐前胰岛素用量（U）				随机血糖		药物治疗	备注
	早餐		午餐		晚餐		睡前	03:00	早	中	晚	睡前	时间	血糖（mmol/L）		
	前	后	前	后	前	后										

【记录要求】

（1）根据医嘱，监测并记录餐前、餐后及定时血糖，监测随机血糖时，时间精确到分钟。

（2）药物治疗栏内记录药物名称、剂量及给药途径。

八、生命体征监测单

生命体征监测单用于需动态监测生命体征变化的非危重患者。

生命体征监测单

____年		生命体征								病情观察、护理措施及效果	护士签名
日期	时间	体温（℃）	脉搏（次/分）	心率（次/分）	呼吸（次/分）	血压（mmHg）	神志	瞳孔	血氧饱和度（%）		

【记录要求】

（1）根据医嘱记录需监测的生命体征。

（2）对异常生命体征的观察及处理记录在“病情观察、护理措施及效果”栏内。

九、压力性损伤护理记录单

压力性损伤护理记录单是对已发生压力性损伤患者护理过程的记录。

压力性损伤护理记录单

日期	损伤来源			损伤部位	损伤部位大小	压力性损伤分期	创面情况	转归	护理措施	备注	护士签名
	院内	院外	转入								

注：（1）损伤部位。①骶尾部，②髋部，③臀部，④脊柱，⑤肩胛部，⑥肘部，⑦膝部，⑧外踝，⑨足跟，⑩大腿，⑪枕部，⑫耳廓，⑬阴囊（A 左侧、B 右侧）。

（2）损伤部位大小。评估损伤部位的长（cm）、宽（cm）、深（cm），以长 × 宽 × 深的形式记录。

（3）压力性损伤分期。①Ⅰ期：皮肤完整，局部发硬，发红或变色，指压后不褪色。②Ⅱ期：表皮水疱或破溃，仅限于表皮或真皮层。③Ⅲ期：皮肤全层溃烂并延伸至皮下脂肪组织，可出现坏死组织和凹洞。④Ⅳ期：深部组织坏死或溃疡，已延伸至肌肉、筋膜和骨骼。⑤深部组织受损：局部皮肤完整但出现颜色改变（深红色、栗色或紫色），或表皮分离呈现黑色的伤口床或充血性水疱，疼痛和温度变化先于颜色改变。⑥不可分期：受损部位被黑色硬痂覆盖，不能确定受累组织。

（4）创面情况。①红肿，②渗液渗血（水疱），③溃烂，④化脓，⑤坏死，⑥恶臭，⑦其他（潜行窦道）。

（5）转归。①干燥，②结痂，③未愈，④愈合，⑤恶化。

（6）护理措施。①泡沫敷料，②藻酸盐敷料，③水胶体敷料，④银锌霜，⑤生肌散或生肌膏，⑥银离子敷料，⑦高渗盐，⑧气垫床，⑨水囊，⑩护理垫，⑪纱布，⑫翻身。

【记录要求】

（1）损伤来源以打"√"形式记录。

（2）损伤部位、损伤部位大小、压力性损伤分期、创面情况、转归、护理措施等内容可根据表格下方的文字说明进行选择并录入相应的符号。不能说明的特殊情况，在备注栏内加以补充。

（3）每班应进行动态记录。

十、导管护理记录单

导管护理记录单是对置入Ⅰ类导管、Ⅱ类导管，以及Ⅲ类导管中的胃管、导尿管护理过程的记录。

导管护理记录单

科室：____ 床号：____ 住院号：____ 姓名：____ 性别：____ 年龄：____ 住院日期：____ 诊断：____

时间	导管类型	引流液			敷料外观		管路情况		护理措施	备注	护士签名
		颜色	性质	量（ml）	清洁	渗出	通畅	夹闭			

注：（1）护理措施。①各类导管标识醒目，有效固定。②警示标识。③安全教育。④更换敷料，有效固定。⑤保护性约束，约束带松紧度适当。

（2）导管置入、拔出或有特殊治疗及护理时，应在备注栏内记录。

【记录要求】

（1）导管类型栏内记录具体置入导管的名称。

（2）引流液、敷料外观、管路情况栏内记录各班次内存在的具体情况。

（3）护理措施根据具体落实的措施，以表格下方的代表数字选项录入。

（4）每班应进行动态记录。

十一、疼痛护理记录单

疼痛护理记录单

姓名：______　性别：______　年龄：______　诊断科室：______　床号：______　住院号：______

疼痛分类：□急性疼痛　□癌痛　□慢性疼痛（≥ 3~6 月）

疼痛评估标准：□ NRS　□ WONG–BAKER

日期	时间	疼痛部位	疼痛性质	疼痛程度	疼痛规律	伴随症状	报告医生时间	给药			其他措施	护士签名
								时间	药品	途径		

无痛　1~3：轻度疼痛（睡眠不受影响）　4~6：中度疼痛（睡眠受影响）　7~9：重度疼痛（严重影响睡眠）　剧痛

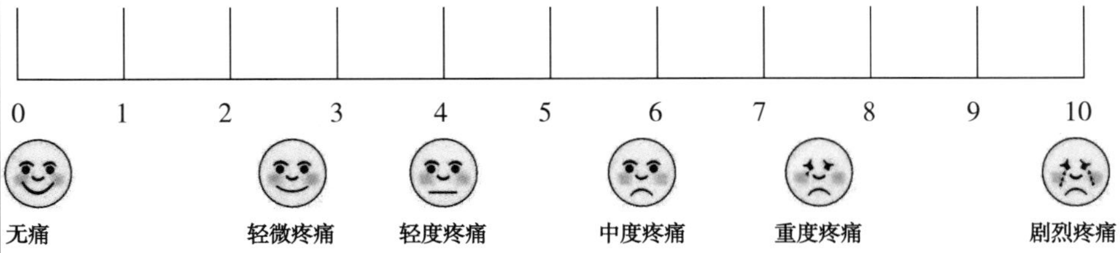

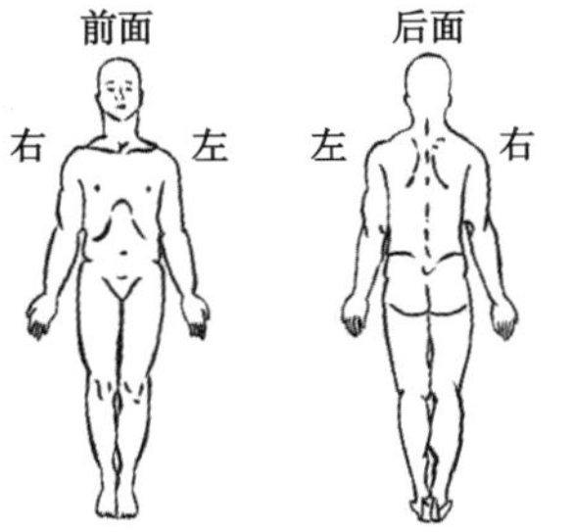

疼痛性质：①压痛，②胀痛，③刺痛，④钝痛，⑤刀割样痛，⑥绞痛，⑦烧灼样痛，⑧跳痛，⑨其他。

疼痛程度：0~10 分。

疼痛规律：①持续性，②间歇性。

伴随症状：①恶心，②呕吐，③便秘，④焦虑，⑤意识模糊，⑥视力模糊，⑦抽搐，⑧幻觉，⑨便血，⑩口干，⑪其他。

给药途径：①口服，②肌内注射，③静脉滴注。

其他措施：①情志护理，②冷敷，③热敷，④牵引，⑤患肢体位摆放，⑥镇痛泵（静脉、硬膜外），⑦其他。

【记录要求】

（1）疼痛分类。慢性疼痛指持续时间超过 3~6 个月的疼痛；外科术后疼痛属于急性疼痛。

（2）疼痛评估标准。根据患者认知情况选择适宜的评估方法，如数字分级法（Numerical Rating Scale，NRS）或脸谱法（WONG-BAKER）。在使用数字分级法之前，应指导患者掌握“疼痛尺”的使用方法。儿童、老年人或存在语言沟通障碍者可采用脸谱法评估。同一患者前后使用同一种评估方法。

（3）疼痛部位。在模拟人体图中将疼痛位置用字母“X”标识出来，不同部位可以用 X_1、X_2 区分，依此类推。

（4）疼痛性质、疼痛规律和伴随症状按照护理单中选项进行选择并填写数字代码。疼痛程度按照评估结果填写。

（5）给药栏内依次填写给药时间和药物名称，在选项中选择给药途径并填写数字代码。

（6）在选项中选择“其他措施”并填写数字代码。

（7）书写频率。①患者疼痛评分≥ 4 分时建立疼痛护理记录单，而后每班进行评估；②进行疼痛治疗的患者，护士应追踪评估（口服用药 1h 后评估，静脉或肌内给药 30min 后评估），并记录结果；③特殊情况按医嘱执行疼痛评估。

十二、下肢深静脉血栓护理记录单

下肢深静脉血栓护理记录单用于患者发生下肢深静脉血栓，而未启用“中医护理记录单（危重病）”时护理过程的记录。

【记录要求】

（1）各项观察栏内用打“√”方式记录。

（2）疼痛评分、皮肤温度、肢体周径需录入具体测量的数值。

（3）护理措施根据具体落实的情况，用“√”的方式记录。

（4）每班应进行动态评估并记录。

下肢深静脉血栓护理记录单

姓名：________　性别：________　年龄：________　诊断：________　床号：________　住院号：________

日期																			
时间																			
部位（下肢）		左	右	左	右	左	右	左	右	左	右	左	右	左	右	左	右	左	右
腘动脉搏动	正常																		
	变弱																		
	不能触及																		
足背动脉搏动	正常																		
	变弱																		
	不能触及																		
下肢皮肤颜色	淡红色																		
	紫红色																		
	红色																		
霍曼氏征	阴性																		
	阳性																		
疼痛评分（分）																			
肿胀	无																		
	轻度																		
	中度																		
	重度																		
皮肤温度（℃）																			
主观感觉麻痹	无																		
	有																		
肢体周径（cm）																			
护理措施	卧床休息																		
	抬高患肢，肢体位置高于心脏水平 20~30cm																		
	膝关节微屈 15°，腘窝处避免受压，活动踝关节																		
	严禁按摩热敷，避免下肢静脉穿刺																		
	指导踝泵锻炼																		
	穿弹力袜																		
	使用动静脉泵																		
	监测 D- 二聚体等实验室指标																		
	遵医嘱使用抗凝药																		
	监测外周循环的情况																		
护士签名																			

十三、Glasgow 昏迷评分单

Glasgow 昏迷评分单

科室：______ 床号：______ 姓名：______ 性别：______ 年龄：______ 住院号：______ 诊断：______

评分项目（分）	睁眼反应（E）					言语反应（V）							运动反应（M）						总评分	意识障碍程度	护士签名
	自然睁眼	呼唤会睁眼	有刺激或痛楚会睁眼	对刺激无反应	如因眼肿、骨折等不能睁眼，应以“C”表示	说话有条理	可应答，但有答非所问的情形	可说出单字	可发出声音	无任何反应	因气管插管或切开而无法正常发声以“T”表示	平素有言语障碍史以“D”表示	可依指令动作	施以刺激时，可定位出疼痛位置	对疼痛刺激有反应，肢体会回缩	对疼痛刺激有反应，肢体会弯曲	对疼痛刺激有反应，肢体会伸直	无任何反应			
	4	3	2	1	C	5	4	3	2	1	T	D	6	5	4	3	2	1			

注：12~14 分为轻度意识障碍，9~11 分为中度意识障碍，3~8 分为重度意识障碍（多呈昏迷状态）。选评判时的最好反应计分。注意运动评分左侧右侧可能不同，用较高的分数进行评分。

【记录要求】

（1）意识障碍的患者，每班需进行 Glasgow 昏迷评分，从睁眼反应（E）、语言反应（V）和运动反应（M）3 个方面进行评分，三者得分相加表示意识障碍的程度，分数越低表示意识障碍程度越严重。

（2）总分 15 分，最高 15 分，表示意识清醒，8 分以下为昏迷。例如，Glasgow 评分 15 分（4+5+6）。因气管插管、气管切开而无法发声的重度昏迷者会有 2T 的评分。

十四、住院患者健康宣教记录单

健康宣教记录单是患者入院时、住院期间、出院前，针对疾病、检查及护理措施进行相关内容的宣教记录，包括入院宣教、住院期间及围手术期的宣教、安全护理、情志护理、出院指导等。

住院患者健康宣教记录单

科室：_____ 床号：_____ 姓名：_____ 性别：_____ 年龄：_____ 住院号：_____ 诊断：_____ 证型：_____

健康教育内容		指导日期	指导对象		效果了解	评价掌握	护士签名
			患者	家属			
入院宣教	患者入院须知解读						
	介绍主管医师、主管护师						
	腕带使用的目的及告知						
	病房开窗通风、禁止吸烟的重要性，呼叫器及病床的使用						
住院期间及围手术期的宣教	相关检查的目的及注意事项						
	特殊检查的目的及注意事项						
	辨证施膳						
	中药的服法及注意事项						
	西药的服法及注意事项						
	吸氧的目的及注意事项						
	心电监护仪的使用目的及注意事项						
	微量泵或输液泵的使用目的及注意事项						
	中医护理技术的目的及注意事项						
	指导翻身拍背、有效排痰的方法及意义						
	导管留置的目的及注意事项						
	禁食的目的及注意事项						
	灌肠的目的及注意事项						
	阴道冲洗的目的及意义						
	体位指导						
	术前指导						
	术后指导						
	康复锻炼的方法及注意事项						
	探视时间及陪护制度						
安全护理	跌倒或坠床						
	导管						
	防火、防盗						
	其他						
情志护理	疏导						
	怡情						
	解释疑惑						
	顺情从意						
	以情胜情						
	其他						
出院指导	用药						
	复诊						
	活动与休息						
	饮食						
	其他						

【记录要求】

（1）患者入院后在本班内完成入院宣教相关内容。

（2）住院期间、围手术期根据治疗、检查及护理措施及时完成相关内容的宣教，空白项目栏内可录入各科专科护理项目的宣教内容。

（3）入院患者均应进行安全护理的宣教，对存在风险的患者予以防护措施，对存在高危风险的患者同时填写风险告知书。

（4）出院前及时完成出院指导。

十五、护理会诊记录单

会诊记录（含会诊意见）是指患者在住院期间需要其他科室或其他医疗机构协助解决护理难点时，由申请护师和会诊护师共同书写的记录。内容包括申请会诊记录和会诊意见记录。

护理会诊记录单

科室：______ 床号：______ 姓名：______ 性别：______ 年龄：______ 住院号：______ 诊断：______

患者简要现病史：

护理会诊的目的：

请求 ______________ 科室前来我科护理会诊。

申请科室：__________

护士长签名：__________

_____年_____月_____日_____时

会诊意见：

会诊护师签名：__________

_____年_____月_____日_____时

【记录要求】

（1）申请会诊时应简要说明患者病情、护理情况及申请会诊的理由和目的，写明邀请科室，申请会诊科室护士长签名等。

（2）会诊意见记录应当由会诊护师在会诊申请单发出后 48h 内完成，急会诊时会诊护师应当在会诊申请单发出后 2h 内到场，并在会诊结束后即刻完成会诊记录。会诊记录内容包括会诊意见、会诊时间及会诊护师签名等。

（3）申请会诊护士应在护理记录单中记录会诊意见执行情况。

附件：护理会诊流程

护理会诊流程

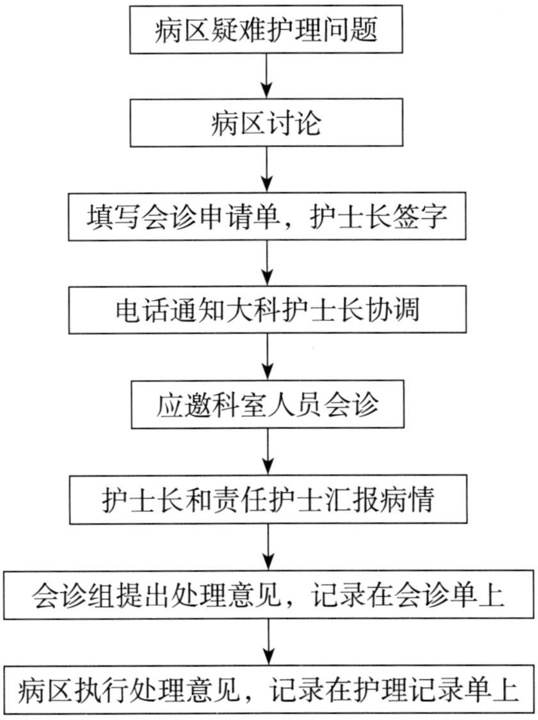

注：（1）使用院内护理会诊申请单。

（2）普通会诊 48h 内完成，急会诊 2h 内到位。

十六、住院患者转运记录单

此单用于住院患者转运时，科室与科室之间就病情、药品、物品等交接的记录。由转出科室和转入科室的护士填写完成。本记录单不归入病历，由科室保存 2 年。

住院患者转运记录单

时间：____ 年 ____ 月 ____ 日 转出科室：________ 转入科室：________

床号：____ 姓名：____ 年龄：____ 性别：男□ 女□ 住院号：____ 诊断：____

转出记录	转入记录
意识：清醒□ 模糊□ 昏迷□ 谵妄□	是□ 否□ ________
生命体征：T ____ ℃ P ____ 次/分 R ____ 次/分 BP ____ mmHg SPO_2 ____ %	生命体征：T ____ ℃ P ____ 次/分 R ____ 次/分 BP ____ mmHg SPO_2 ____ %
皮肤情况：完整□ 不完整□ 压力性损伤：无□ 有□ 压力性损伤分期：Ⅰ期□ Ⅱ期□ Ⅲ期□ Ⅳ期□ 不可分期□ 深部组织损伤□ 压力性损伤描述：________ 皮肤破溃：无□ 有□（部位 ________ 面积 ________） 皮肤其他情况：________	是□ 否□ ________
口腔黏膜完整性：完整□ 破溃□ 其他情况：________ 义齿：无□ 有□	是□ 否□ ________
体位情况：自动体位□ 被动体位□ 被迫体位□	是□ 否□ ________
管道情况：无□ 气管插管□ 气管切开□ 口咽通气管□ 引流管：无□ 有□（名称：____ 数量：____ 部位：____） 引流管通畅：是□ 否□ 胃管：无□ 有□（固定良好通畅：是□ 否□ 外露长度：____ cm） 尿管：无□ 有□（固定良好通畅：是□ 否□）	是□ 否□ ________
输液通路：无□ 有□ （输液工具：钢针□ PVC □ 部位：____） CVC □ 外露长度：____ cm 部位：____ PICC □ 外露长度：____ cm 部位：____	是□ 否□ ________
药品交接：无□ 静脉化疗药物□（药物名称及数量：________） 口服药：无□ 有□（药物名称及数量：________）	是□ 否□ ________
物品交接：病历□ 腕带□ 其他物品：________	是□ 否□ ________
交接时间：____ 时 ____ 分 签名：________	时间：____ 时 ____ 分 签名：________

【记录要求】

（1）住院患者转运记录单内容包括患者一般情况、生命体征、皮肤情况、口腔情况、体位情况、管道情况及药品交接情况。

（2）危重患者在转运前完成“住院急危重病人转运前评估量表”，由转出科室保存。

附件 1：住院急危重病人转运前评估量表

住院急危重病人转运前评估量表

科室：______　床号：______　姓名：______　性别：男□　女□　年龄：______　住院号：______　诊断：______

项目	内容及评分	得分
生命体征	稳定状态 5 分□　药物维持状态 3 分□　高危状态 1 分□	
神志	清楚 5 分□　昏睡或谵妄 3 分□　昏迷 1 分□	
瞳孔	正常 5 分□　对光反射存在或不等大或针尖样 3 分□　散大或对光反射消失 1 分□	
静脉通道	无静脉通道 5 分□　中心静脉通道或浅静脉通道 1~2 条 3 分□ 中心静脉通道或浅静脉通≥ 3 条 1 分□	
各种管道	无 5 分□　1~2 条管道 3 分□　3 条以上 1 分□	
气道支持	无气道支持措施 5 分□　鼻氧管或面罩给氧或气管插管给氧 3 分□ 气管插管呼吸机辅助通气 1 分□	
出血部位	无 5 分□　普通包扎止血 3 分□　加压包扎止血或止血带止血 1 分□	
卧位	自主体位 5 分□　平卧头侧位或半卧位 3 分□　端坐、平卧头后仰或头低足高位 1 分□	
肢体保护	自主体位 5 分□　绝对卧床或限制活动 3 分□　脊柱板或颈托 1 分□	
移动患者的方式	指导协助下挪动 5 分□　需要 2 人或 2 人以上挪动 3 分□　需要 3 人以上平轴挪动 1 分□	
安全防护	只上床护栏 5 分□　上床护栏和四肢约束 3 分□　上床护栏和全身约束 1 分□	
呼吸机	无 5 分□　1 项指标异常 3 分□　2 项以上指标异常 1 分□	
监护仪	无 5 分□　监护正常 4 分□　1 项指标异常 3 分□　2 项及以上指标异常 1 分□	
评估人签名：__________	评估时间：__________	

注：（1）此评估量表应在急危重患者转运前完成评估。

（2）以上评估项目无发生项取最高分。

（3）以上评估项目在转运前 10min 完成，满分 65 分。

附件 2：转运风险评估单

转运风险评估单

分值	转运人员要求	提示风险	转运准备
<30 分	医护严密监护下转运	风险高：医生对患者再次评估并提出处理意见，告知家属转运风险，准备好急救药品	
31~40 分	医护监护下转运	风险较高：可能出现并发症与意外，告知家属转运风险，做好应急准备，准备好急救药品	
41~50 分	医护共同转运	有风险：应高度重视并做好相应的预防措施	
>50 分	医护共同转运	风险较小：做好相应的预防措施	

第四节　专科护理记录单

一、手术护理记录单

【记录要求】

（1）此记录单适用于非危重患者预术、手术时使用（局部麻醉手术除外）。

（2）此记录单中没有涉及的内容，可在“中医护理记录单”中补充记录。

（3）发生特殊病情变化时，立即启用“中医护理记录单”，同时暂停使用此记录单。

手术护理记录单（一）

床号：______ 姓名：______ 性别：______ 年龄：______岁 住院号：______ 诊断：______ 日期：______

预术	小夜班	大夜班
生命体征：T ____ ℃ P ____ 次/分 R ____ 次/分 手术时间：____ 年 ____ 月 ____ 日 麻醉方式：□全麻 □连续硬膜外麻醉 □腰硬联合麻醉 □静脉复合麻醉 □局部麻醉 拟手术名称：______ 皮肤过敏试验药物：利多卡因注射液 0.1g 结果：□阴性 □阳性 皮肤过敏试验药物：______ 结果：□阴性 □阳性 手术野皮肤清洁准备妥当：□是 □否 嘱禁饮食：□是 □否 行术前肠道准备：□是 □否 术前用药：□是 □否 药物名称：______ 剂量：______ 用法：______ 留置尿管：□是 □否 尿管通畅：□是 □否 尿液颜色：______ 性质：______ 首次尿量：______ml 戴腕带：□是 □否 □嘱患者术前 10h 禁食、8h 禁饮 其他：______ 签名：______	7PM：T ____ ℃ P ____ 次/分 R ____ 次/分 自诉：______ ______ 睡眠：□已入眠 □难眠 □时断时续 □嘱患者术前 10h 禁食、8h 禁饮 其他：______ ______ ______ ______ 签名：______	7AM：T ____ ℃ P ____ 次/分 R ____ 次/分 BP ______ mmHg 自诉：______ 晨起精神：□好 □欠佳 □差 嘱禁饮食：□是 □否 行术前肠道准备：□是 □否 肠道清洁方式：______ 灌肠后排便：______次 大便性状：______ 戴腕带：□是 □否 术前用药：□是 □否 药物名称：______ 药物剂量：______ 用法：______ 手术野皮肤清洁准备妥当：□是 □否 留置尿管：□是 □否 尿管通畅：□是 □否 尿液颜色：______ 性质：______ 首次尿量：______ml □已告知患者术前相关注意事项 其他：______ 签名：______

手术护理记录单（二）

预术

进手术室时间：_____ 年 _____ 月 _____ 日 _____ ：_____
回病房时间：_____ 月 _____ 日 _____ ：_____
麻醉方式：□全麻　□连续硬膜外麻醉　□腰硬联合麻醉
□局部麻醉　□静脉复合麻醉
手术名称：__________
术后护理级别：__________
自理能力：__________
意识状态：□清醒　□模糊　□嗜睡　□昏睡　□昏迷
腕带：□有　□无
止痛泵：□有（□连接静脉留置针　□连接硬膜外麻醉管）　□无
T：_____ ℃　P：_____ 次 / 分　R：_____ 次 / 分
BP：_____ mmHg　SpO_2：_____ %
皮肤：□完整　□异常：__________
输液通路：□有　□无
静脉留置针：□完好　□异常：_____　部位：_____
饮食：__________
体位：□自动　□平卧 6h 后自动体位　□平卧 2h 后自动体位
测血压：□ Q1h，3 次平稳后自动停止　□ Q2h，4 次平稳后自动停止
_____ mmHg _____ mmHg _____ mmHg
吸氧：_____ h　流量：_____ L/min
心电、血压、血氧饱和度监测：_____ h　□静脉输液
手术室带回：□乳酸钠林格注射液 _____ ml
□其他药液：_____　量：_____ ml
带入引流管：□无　□有　部位：_____
管道通畅：□是　□否
带入留置尿管：□无　□有　留置尿管通畅：□是　□否
□中医操作
术后小便：□已解　□未解
给予导尿：□是　□否　时间：_____
留置尿管通畅：□是　□否
尿液颜色：_____　性质：_____　首次尿量：_____ ml
切口敷料：□清洁　□渗出：__________
疼痛评分：□ 0 分无痛　□ 1~3 分轻度疼痛（不影响睡眠）
□ 4~6 分中度疼痛（入眠浅）　□ 7~9 分重度疼痛（不能入眠或睡眠中痛醒）　□ 10 分剧痛
遵医嘱使用止痛药：_____　剂量：_____　用法：_____
用药时间：_____ 月 _____ 日 _____ ：_____
用药效果（≤ 1h）：□缓解　□未缓解
其他：__________

签名：__________

小夜班

7PM：T ____ ℃　P ____ 分 / 次　R ____ 分 / 次
自诉：__________
睡眠：□已入眠　□难眠　□时断时续
静脉输液：□进行中　□已结束
止痛泵：□有　□无
留置针：□有（□完好　□异常：___　部位：___）
□无
尿管通畅：□是　□否　尿液颜色：___　质：___
引流管通畅：□是　□否
吸氧：□吸入中　流量：_____ L/min　□已停
监护：□进行中　□已停
术后小便：□已解　□未解
给予导尿：□是　□否　时间：_____
留置尿管通畅：□是　□否
尿液颜色：_____　性质：_____　首次尿量：_____ ml
切口敷料：□清洁　□渗出：__________
疼痛评分：□ 0 分无痛　□ 1~3 分轻度疼痛（不影响睡眠）　□ 4~6 分中度疼痛（入眠浅）　□ 7~9 分重度疼痛（不能入眠或睡眠中痛醒）　□ 10 分剧痛
遵医嘱使用止痛药：__________
剂量：_____　用法：_____
时间：_____ 月 _____ 日 _____ ：_____
用药效果（≤ 1h）：□缓解　□未缓解
其他：__________

签名：__________

大夜班

7AM：T ____ ℃　P ____ 分 / 次　R ____ 分 / 次
自诉：__________
睡眠：□已入睡　□难眠　□时断时续
静脉输液：□进行中　□已结束
止痛泵：□有　□无
留置针：□有（□完好　□异常：___　部位：___）
□无
尿管通畅：□是　□否　引出尿液色：___　质：___
吸氧：□吸入中　流量：_____ L/min　□已停
监护：□进行中　□已停
术后小便：□已解　□未解
给予导尿：□是　□否　时间：_____
留置尿管通畅：□是　□否
尿液颜色：_____　性质：_____　首次尿量：_____ ml
切口敷料：□清洁　□渗出：__________
疼痛评分：□ 0 分无痛　□ 1~3 分轻度疼痛（不影响睡眠）　□ 4~6 分中度疼痛（入眠浅）　□ 7~9 分重度疼痛（不能入眠或睡眠中痛醒）　□ 10 分剧痛
遵医嘱使用止痛药：__________
剂量：_____　用法：_____
时间：_____ 月 _____ 日 _____ ：_____
用药效果（≤ 1h）：□缓解　□未缓解
其他：__________

签名：__________

二、局部麻醉手术护理记录单

局部麻醉手术护理记录单

床号：________ 姓名：________ 性别：________ 年龄：________岁 住院号：________ 诊断：________ 日期：________

预术	手术	夜班
时间：___：___ T：___℃ P：___次 / 分 R：___次 / 分 拟定手术时间：_____年_____月_____日 麻醉方式：□局部麻醉 □其他：________ 拟手术名称：________ 皮肤过敏试验药物：________ 结果：□阴性 □阳性 皮肤过敏试验药物：________ 结果：□阴性 □阳性 手术野皮肤清洁准备妥当：□是 □否 嘱禁饮食：□是 □否 术前用药：□是 □否 药物名称：________ 剂量：________ 用法：________ 留置尿管：□是 □否 尿管通畅：□是 □否 尿液颜色：________ 性质：________ 首次尿量：________ml 戴腕带：□是 □否 术前宣教：□已做 □未做 其他：________ 签名：________	进手术室时间：____年____月____日____：____ 回病房时间：____月____日____：____ 麻醉方式：□局部麻醉 □其他：________ 手术名称：________ 术后护理级别：________ 意识状态：□清醒 □模糊 □嗜睡 □昏睡 □昏迷 腕带：□有 □无 止痛泵：□有（□连接静脉留置针 □连接硬膜外麻醉管） □无 T：_____℃ P：_____次 / 分 R：_____次 / 分 BP：_____mmHg 皮肤：□完整 □异常：________ 输液通路：□有 □无 静脉留置针：□完好 □异常：________ 部位：________ 饮食：________ 体位：□自动 □平卧 6h 后自动体位 □平卧 2h 后自动体位 □静脉输液 手术室带回：□乳酸钠林格注射液：________ml □其他药液：________ 量：________ml □中医操作 切口敷料：□清洁 □渗出：________ 疼痛评分：□ 0 分无痛 □ 1~3 分轻度疼痛（不影响睡眠）□ 4~6 分中度疼痛（入眠浅） □ 7~9 分重度疼痛（不能入眠或睡眠中痛醒） □ 10 分剧痛 遵医嘱使用止痛药：_____ 剂量：_____ 用法：_____ 用药时间：_____月_____日_____：_____ 用药效果（≤ 1h）：□缓解 □未缓解 其他：________ 签名：________	T：_____℃ P：_____次 / 分 R：_____次 / 分 自诉：________ 睡眠：□正常 □难眠 □时断时续 其他：________ 签名：________

【记录要求】

（1）此记录单于局部麻醉手术及日间手术时使用。

（2）此记录单中没有涉及的内容，在“中医护理记录单”中补充记录。

（3）发生特殊病情变化时，立即启用“中医护理记录单”，同时暂停使用此记录单。

三、ICU 护理记录单

ICU 护理记录单是患者入住 ICU 期间，根据医嘱和病情，ICU 护士对患者护理过程的客观记录。

【记录要求】

（1）ICU 护理记录单为表格式，分正、反两面，每日 1 张。

（2）正面为监护记录部分，内容包括楣栏各项、日期（24h 制）、生命体征、神经系统、呼吸支持、血糖、中心静脉压、各项护理（如晨晚间护理、口腔护理、会阴护理、皮肤评估、体位护理、管道护理、气道湿化、吸痰护理等）、排痰、功能锻炼、饮食、物理降温、灌肠、AV 泵治疗、中医护理、签名等。

（3）反面内容包括出入量记录、治疗用药记录、出入量各班小结及总结、护理备注、昏迷评分、皮肤护理记录、签名等。

（4）监护部分每小时记录 1 次，使用流水形式客观记录，病情发生变化时应实时记录。

（5）神志记录用字母表示：A. 清醒，B. 嗜睡，C. 意识模糊，D. 昏睡，E1. 轻度昏迷，E2. 中度昏迷，E3. 重度昏迷，F. 谵妄。

瞳孔对光反射用符号记录：灵敏 +、消失 –、迟钝 ±。根据患者病情进行昏迷评分，每班 1 次，将评分结果记录在昏迷评分（GLS）栏中。

（6）呼吸支持记录：包括吸氧方式、氧流量、呼吸机支持等。

机械通气模式：A/C、SIMV、PSV。F：呼吸频率。VT：潮气量。FiO：氧气浓度。PS：压力支持水平。PEEP：呼气终末正压。

（7）皮肤评估：A. 完好，B. 压力性损伤。

（8）体位护理：根据患者翻身的具体情况、体位情况准确记录。

（9）管道护理：胃管、尿管、CVC 导管、PVC 导管、其他导管的护理情况，准确记录导管长度、通畅情况、周围敷料情况等。

（10）功能锻炼：A. 语言锻炼，B. 肢体功能锻炼，C. 其他。其他锻炼项目可用文字描述。

（11）出入量：入量包括治疗、饮食两大部分，出量包括尿量、大便量、引流量等，统计总量与具体记录相对应，每班记录，夜班 24h 总结。

（12）医嘱执行：治疗与输液量，使用滴数管理输液，用阿拉伯数字表示输液部数，在入量部分记录为部数；微量泵用罗马数字表示；静脉推注用大写字母表示；肌内注射用小写字母表示。

ICU 护理记录单

姓名：______ 年龄：______ 性别：______ 床号：______ 住院号：______ 诊断：______ 日期：______ 年 ______ 月 ______ 日 页数：______

日期/时间	生命体征					神经系统				呼吸支持											血糖(mmol/L)	中心静脉压(cmH_2O)	晨护/晚护	口腔护理	会阴护理	皮肤评估	体位护理				管道护理						气道湿化		吸痰护理		排痰	功能锻炼	饮食	物理降温		灌肠	AV泵治疗	中医护理	签名
								瞳孔		吸氧			呼吸机支持																				CVC 导管																
	T(℃)	P(次/分)	R(次/分)	无创BP(mmHg)	SPO_2(%)	神志	GLS评分	对光反射 左/右	大小 左/右	鼻塞/面罩	口咽管	流量(L/min)	口插管/气切	导管距门齿(cm)	模式	F(次/分)	VT(ml)	FiO(%)	PS	PEEP(cmH_2O)							左侧	平卧	右侧	其他	胃管	尿管	外露(cm)	外露(cm)	PVC导管	其他导管	间断(ml)/持续(ml/h)	雾化	口鼻腔/性状	气道/性状				冰毯/冰帽(℃)	擦浴/冰袋(个)				

注：（1）神志。A. 清醒，B. 嗜睡，C. 意识模糊，D. 昏睡，E1. 轻度昏迷，E2. 中度昏迷，E3. 重度昏迷，F. 谵妄。
（2）瞳孔对光反射。灵敏 +，迟钝 ±，消失。
（3）皮肤评估。A. 完好，B. 压力性损伤。
（4）功能锻炼。A. 语言训练，B. 肢体功能锻炼，C. 其他。

ICU 护理记录单（续）

日期：______年______月______日

班次	出入量							
	入量（ml）				出量（ml）			
	总量	补液量	脱水量	摄入量	总量	尿量	大便量	引流量
白班								
夜班								
24h								

时间	治疗								饮食	尿量	大便量	引流量			其他
	1. d/min-ml	2. d/min-ml	3. d/min-ml	微量泵				静脉推注	饮食/鼻饲	量/小时量	次数及量/性状	胃管/性状	性状	性状	
				1.ml/h	2.ml/h	3.ml/h	4.ml/h								

备注：

时间	治疗	签名	时间	治疗	签名

昏迷评分（GLS）

项目	状态	分数	评分
睁眼反应（E）	自动	4	
	呼唤	3	
	疼痛	2	
	无反应	1	
语言反应（V）	正确	5	
	错乱	4	
	答非所问	3	
	难以理解	2	
	不语	1	
运动反应（M）	按吩咐运动	6	
	刺痛定位	5	
	刺痛躲避	4	
	屈曲反应	3	
	过伸反应	2	
	不动	1	
总分			

总分 3~15 分，15 分表示正常，≤ 7 分为昏迷，≤ 3 分为重度昏迷

皮肤护理记录

（一）部位

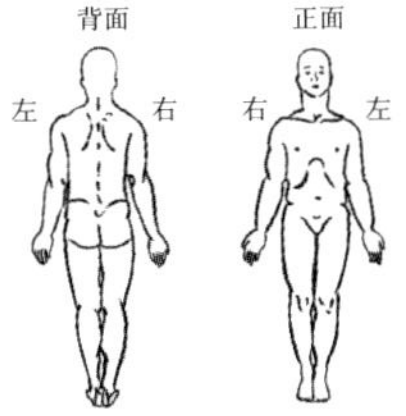

（二）皮肤情况

□颜色改变 □淹红 □表皮缺损 □渗出

□水 / 血疱 □全层皮肤缺失 □结痂 □皮下隧道

□肌肉、骨骼暴露 □其他

（三）治疗方法

□透明贴 □减压贴 □溃疡贴 □渗液吸收贴

□藻酸盐敷料 □清创胶 □中医换药 □半导体激光

□护臀油 □其他

（四）护理措施

□评估 □翻身 □清洁干燥 □气垫床

□水簧 □软垫 □楔形垫 □宣教 □其他

（五）备注

签名：______

（13）皮肤护理记录：对发生压疮的患者，护士在人体图的正面、背面相应部位标识代码，并记录皮肤情况、治疗方法、护理措施，特殊情况在备注处文字说明并签名。

（14）备注：首次入院患者填写病情记录、转出小结、出院小结、死亡小结、特殊治疗、特殊检查、病情变化、处理，护士签名确认。

（15）附页：患者病情发生变化，书写内容多时可接续页。

四、血液净化记录单

血液净化记录单用于患者在血液透析过程中的治疗及护理记录。

血液净化记录单

日期：____年____月____日　□上午　□下午　□夜班　净化次数：____　床号：____　住院号：____

姓名：________　性别：_____　年龄：____岁　诊断：______________　病情：□一般　□病重　□病危

血液净化方式：□ HD　□ HDF　□ HD+HP　□其他　　　血液净化器类型：____________________

血管通路：□内瘘（□左　□右）　□中心静脉置管（□左　□右　部位：□颈内　□锁骨下　□股静脉）

其他：______________________

抗凝药物：□普通肝素　□低分子肝素（□钠　□钙）商品名：___________________

剂量（首次：____　追加：_____　总量：__________）

透析液：可调钠浓度______mmol/L；钙浓度______mmol/L；钾浓度______mmol/L；温度______℃

尿量：____________ml/24h　　净化前血压：_____/_____mmHg　　透析治疗模式：____________

干体重：____________kg　　净化前体重：____________kg　　摄入水量：__________ml

净化时间：_____：_____　　净化后体重：____________kg　　预设脱水：__________ml

临时医嘱：____________　　置换液量：______________ml　　实际脱水：__________ml

时间	医嘱	医生签名	护士签名	完成时间

续表

透析小结

低 血 压：□无 □有（最低血压 ____/____ mmHg） 发生时超滤率：______ L/h 已脱水：______ L

处 理：补液□ 50% 葡萄糖 ____ ml □ 0.9% NaCl ____ml □其他 ______ □无效 ____ □有效

高 血 压：□无 □有（最高血压 ____/____ mmHg） 原因：□水负荷 □肾素 □其他：________

处 理：□增加脱水量 __________ □服用降压药：_________ □其他 □无效 □有效

心律失常：□无 □有（症状：_________ 心电图表现：_________ 持续时间：___________）

处 理：□降低超滤率 □降低血流量 □服用药物（药物名称：__________） □无效 □有效

内 瘘：□堵塞 □血肿 □感染

处 理：□抗炎 □溶栓 □重建 □其他：____________

中心静脉置管：□流量不足 □堵塞（□动脉端 □静脉端） □感染 □脱线 □渗血 □血肿

处 理：□对换 AV □尿激酶溶栓 □肝素 + 尿激酶封管 □拔管 □缝合 □重建

滤器凝血：□无 □有（□肝素不足 □高凝 □超滤量大）

处 理：____

其 他：□不宁腿综合征 □瘙痒 □发热 □过敏 □出血 □其他：_________

处 理：____

护士签名：________________

【记录要求】

（1）记录单分为正反两面。正面内容包括患者的基本信息、透析前准备及医嘱执行情况、透析小结；反面内容包括透析中的各项指标及患者生命体征等记录。

（2）监护部分每小时记录 1 次，使用流水形式客观记录，病情发生变化时应实时记录。

（3）准确填写记录单各项内容，不漏项。

（4）此记录单作为血透患者的治疗档案在科内保存。

血液净化记录单（续）

时间	血流量（ml/min）	动脉压（mmHg）	静脉压（mmHg）	跨膜压（mmHg）	超滤率（ml/kg・h）	已脱水量（L）	透析液温度（℃）	电导率（ms/cm）	滤器凝血	体温（℃）	脉搏（次/分）	血压（mmHg）		呼吸	临床表现	处理	签名
												上肢	下肢				

内瘘穿刺：□顺利　□不顺利（动、静脉端）　原因：□局部血肿瘀血　□瘀痕　□血管条件差　流量不足：□有　□无

血　　肿：□无　□有（______cm，动脉穿刺____针，静脉穿刺____针）　第一针签名：______；第二针签名：______；冲洗管路者签名：________

下机拔针：□顺利　□不顺利（动、静脉端）　原因：□压迫不当　□内瘘压力大　□凝血功能差　渗血：□有　□无

血　　肿：□无　□有（______cm）　患者离开时内瘘振颤：□强　□弱　□无　杂音：□强　□弱　□无　检查者姓名：________

机器故障：□无　□有　机器号：________号　机型：□费森尤斯　□日机　□其他__________　故障原因：__________　当日组长签名：__________

五、连续性肾脏替代 CRRT 记录单

连续性肾脏替代 CRRT 记录单用于记录患者行床旁透析的治疗及护理过程。

连续性肾脏替代 CRRT 记录单

日期：____ 年 ___ 月 ___ 日 □上午 □下午 □夜班 净化次数：____ 床号：____ 住院号：____

姓名：_______ 性别：_____ 年龄：____岁 诊断：_____________ 病情：□一般 □病重 □病危

血液净化方式：□ HD □ HDF □ HD+HP □其他 血液净化器类型：____________________

抗凝药物：□普通肝素 □低分子肝素（□钠 □钙） 商品名：______________

剂量（首次：__________ 追加：__________ 总量：__________）

尿量：____________ ml/24h 净化前血压：_____/_____ mmHg 摄入水量：__________ ml

干体重：______________ kg 净化前体重：_______________ kg 预设脱水：__________ ml

净化时间：______：______ 净化后体重：_______________ kg 实际脱水：__________ ml

时间	医嘱	医生签名	护士签名	完成时间

医生签名：_______________ 护士签名：_______________

连续性肾脏替代 CRRT 记录单（续）

血流量（ml/min）	动脉压（mmHg）	静脉压（mmHg）	跨膜压（mmHg）	超滤率（L/h）	已脱水量（kg）	置换液温度（℃）	凝血分级	置换液量（ml/h）	体温（℃）	脉搏（次/分）	呼吸（次/分）	上肢血压（mmHg）	临床表现	处理	签名
凝血情况：□0级 □Ⅰ级 □Ⅱ级 □Ⅲ级					内瘘：□V □A							中心静脉置管		左□ 右□ 颈内□ 锁骨下□ 股静脉□	
总结		治疗时间：________			置换液总量：________ ml							脱水总量：________ ml		入液量：________ ml	

【记录要求】

（1）记录单分为正反两面。正面内容涵盖患者的基本信息、透析模式、透析参数及医嘱执行情况等。执行后医生签字，再次确认医嘱的准确性。反面内容包括 CRRT 机每小时呈现的参数值及患者生命体征的记录。

（2）监护部分记录每小时记录 1 次，使用流水形式客观记录，病情发生变化时应实时记录。

（3）准确填写记录单各项内容，不漏项。

（4）此单作为血透患者的治疗档案在科内保存。

（5）透析小结应真实准确。

六、化疗护理记录单

化疗护理记录单用于患者使用化疗药物过程中的护理观察记录。

化疗护理记录单

科室：_______ 床号：_______ 姓名：_______ 性别：_______ 年龄：_______ 诊断：_______ 护理级别：_______

日期/时间	次数/疗程	给药名称	给药方式	护理观察要点																护理措施及效果评价	签名
				静脉通路			静脉炎		药液外渗		胃肠反应					口腔黏膜	全身反应	其他			
				部位	通畅	滴速	条索	变色	疼痛	肿胀	恶心	呕吐	厌食	腹泻	便秘						

【记录要求】

（1）化疗护理记录单内容包含患者的基本信息、治疗时间、疗程、次数、给药名称及方式、护理观察要点、护理措施及效果评价等。本记录单适合非病危病重患者化疗时使用。

（2）准确填写化疗的时间、药物名称、给药方式及具体滴速。

（3）在治疗过程中根据实际情况用“√”的形式填写“护理观察要点”。

（4）根据出现的不良反应在“护理措施及效果评价”栏内描述给予的护理措施及效果。

七、手术清点记录单

手术清点记录单内容包括患者基本信息、手术日期、手术名称、输血情况、术中所用各种器械和敷料数量清点情况等。手术清点记录单应在手术结束后及时完成，由巡回护士和器械护士签名确认。

手术清点记录单

科室：________ 床号：________ 姓名：________ 性别：______ 年龄：______ 住院号：________

手术日期：______年______月______日______：______ 手术名称：________________

血型：________ RH：______ 红细胞悬液：__________U 血浆：______ml 全血：______ml

器械名称	术前清点	术中加数	关体腔前	关体腔后	器械名称	术前清点	术中加数	关体腔前	关体腔后
直血管钳					刀片				
弯血管钳					缝针				
直蚊式钳					大纱布				
弯蚊式钳					小纱布				
组织钳					纱垫				
布巾钳					纱条				
持针钳					棉球				
拉钩					棉片				
弯剪					花生米				
直剪					注射器				
刀柄					针头				
平镊					橡皮管				
钩镊					橡皮条				
尖镊					腹腔镜器械				
压肠板					腹腔镜封片				
卵圆钳					汽化电切器械				
直角钳					膀胱镜器械				
阑尾钳					关节镜器械				
有齿血管钳					椎间孔镜器械				
肾蒂钳					眼科器械				
胆道探子					耳鼻喉器械				
胆石钳									
肠钳									
胃钳									
电刀头									
上肢器械									
下肢器械									
腰椎器械									
髌骨器械									
克氏针									

手术器械护士签名：________________ 巡回护士签名：________________

【记录要求】

（1）手术开始前，手术器械护士与巡回护士共同清点，核对手术包中各种器械、敷料的数量，由巡回护士据实用阿拉伯数字填写在相应栏内，每一栏均应认真填写。手术结束关闭体腔及皮肤缝合前后分别清点核对 1 次。手术中多次追加的器械、敷料数量用阿拉伯数字表示，以“+”号相连。

（2）清点核对后由巡回护士和手术器械护士共同签名确认，如无手术器械护士则在手术器械护士签名处写“无”，巡回护士与手术医生核对后由巡回护士签名确认。

（3）手术中需要交接班时，手术器械护士与巡回护士要交接手术进程及手术中所用器械、敷料的数量，并由巡回护士如实记录。

（4）清点数量必须用阿拉伯数字表示，数目清晰，不得打“√”表示，不得采用刮、粘、涂等方法涂改，空格处可以填写其他手术物品。

（5）手术所用的无菌包灭菌效果监测指示卡及术中体内植入物（如人工关节等）的条形码、合格证、说明书，经查验后分别粘贴于消毒、灭菌指示卡粘贴处和体内植入物指标粘贴处。

（6）手术完成后，由巡回护士将手术清点记录单置于患者病历中送回病房。

（7）此记录单将随病历运行并归档。

附件：粘贴卡

粘贴卡

体内植入物指标粘贴处

消毒、灭菌指示卡粘贴处

八、手术患者交接记录单

手术患者交接记录单包括 3 个部分：手术前、手术后、术后复苏。其中，手术前记录由病区护士与手术室护士交接后填写完成，手术后记录由手术室护士与病区护士或复苏室护士交接后填写完成，术后复苏记录由复苏室护士与病区护士交接后填写完成。手术患者交接记录单不存入病历，由手术室保存 2 年。

手术患者交接记录单

科室：_______ 床号：_______ 姓名：_______ 性别：_______ 年龄：_______ 住院号：_______ 诊断：_______

手术前（病区护士填写）	手术后（手术室护士填写）	术后复苏（复苏室护士填写）
神志：清醒□ 嗜睡□ 昏迷□	麻醉方式：____________ 手术名称：____________	神志：清醒□ 麻醉状态□ 昏迷□
生命体征：T_____℃ P_____次 / 分 R_______次 / 分 BP________mmHg 禁食、水：有□ 无□ 手术区皮肤准备：完好□ 否□ 术前用药：有□ 无□	手术完毕送至：病区□ 恢复室□ ICU □ 出室情况 神志：清醒□ 麻醉状态□ 昏迷□ 生命体征：T______℃ P______次 / 分 R______次 / 分 BP______mmHg	生命体征：T______℃ P______次 / 分 R______次 / 分 BP______mmHg
留置管道 深静脉：有□ 无□ 浅静脉：有□ 无□ 胃管：有□ 无□ 尿管：有□ 无□ 引流管：有□ 无□ 其他：__________	留置管道 深静脉：有□ 无□ 浅静脉：有□ 无□ 胃管：有□ 无□ 尿管：有□ 无□ 引流管：有□ 无□ 其他：__________	留置管道：完好□ 脱落□ 其他：______________
带入手术室物品 药物：有□ 无□ 药物名称：__________ 输液：有□ 无□ 液体名称：__________ 输血：有□ 无□ 红细胞悬液：____U 血浆：____ml 各类 X 摄片：有□ 无□	带回物品 输液：有□ 无□ 液体名称：__________ 输血：有□ 无□ 红细胞悬液：____U 血浆：____ml 各类 X 摄片：有□ 无□	带回物品 输液：有□ 无□ 液体名称：__________ 输血：有□ 无□ 红细胞悬液：____U 血浆：____ml 各类 X 摄片：有□ 无□
皮肤情况：完好□ 压力性损伤□ 备注：____________________	皮肤情况：完好□ 压力性损伤□ 备注：____________________	皮肤情况：完好□ 压力性损伤□ 备注：____________________
腕带信息：有□ 无□	腕带信息：有□ 无□	腕带信息：有□ 无□
交接时间：___年__月__日__时__分 病区护士：__________ 手术室护士：__________	出室时间：___年__月__日__时__分 手术室护士：__________ 复苏室护士：__________ 病区护士：__________ 交接时间：___年__月__日__时__分	出复苏室时间：___年__月__日__时__分 复苏室护士：__________ 病区护士：__________ 交接时间：___年__月__日__时__分

注：（1）选项项目请在“□”内打“√”，“____”内填写具体内容，如有需要说明的病情请在备注栏内填写；
（2）此记录单由手术室保存。

【记录要求】

（1）术前巡回护士应和病区护士当面核对患者的基本情况，如科室、姓名、年龄、性别、住院病历号、术前诊断、生命体征、备皮、药物过敏史、各种管路、皮肤情况、腕带信息、术前用药及所带物品等。

（2）手术前交接由病区护士填写，手术后由手术室巡回护士填写，与病房或 ICU、麻醉恢复室护士进行病情交接并填写相关内容，双方签全名。

九、麻醉恢复室记录单

麻醉恢复室记录单用于全麻术后需要在复苏室观察直至清醒且生命体征平稳的患者，是客观记录复苏过程中患者病情变化及给予的护理措施的记录单。

【记录要求】

（1）此记录单内容包括患者的基本信息、不同时间段患者生命体征的观察记录、医嘱执行情况及实施的护理措施。

（2）认真准确观察患者的各项指标，并及时记录。

（3）此记录单将随病历运行并归档。

麻醉恢复室记录单

姓名：________ 性别：________ 年龄：________ 科室：________ 床号：________ 住院号：________

诊断：________________

手术名称：________________

麻醉方式：________ 合并症：________ 入室体温：________℃

意识：______ 瞳孔左 / 右：___/___ 对光反射：____ 人工气道：____ 口腔插管：____ 约束带应用：____

术中特殊情况：

恢复室用药																						
输液输血	乳酸钠林格注射液（ivgtt，ml）																					
监测	SPO_2																					
	$ETCO_2$																					

麻醉恢复室记录单（续）

	时间			09:00	09:15	09:30	09:45	10:00	10:15	10:30	
恢复监测	体温（℃）	SPO_2（%）	血压（mmHg）								术中监测 ——无创收缩压 ——无创舒张压 ——有创收缩压 ——有创舒张压 ——心率 ——自主呼吸 ——体温 ——辅助呼吸 ——机控呼吸 ——中心静脉压
	40	100	220								
	38	95	200								
	36	90	180								
	34	85	160								
	32	80	140								
	30	75	120								
	28	70	100								
	26	65	80								
	24	60	60								
	22	55	40								
	20	50	20								
标记											
备注	【事件】 ①入室 ②出室										总入量：______ ml 总出量：______ ml

出室 Aldrete 评分　活动：__________　呼吸：__________

血压：__________　意识：__________　SPO_2：__________

共计：__________ 分（9 分以上可以转出麻醉后监测治疗室）

出室 Steward 评分　清醒程度：__________　呼吸道畅通程度：__________

肌体活动程度：__________　共计：__________ 分

出室肌力评分：__________　出室麻醉平面：__________　出室皮肤情况：__________

出室体温：__________ ℃　出室 VSA 分级：__________

并发症：__________　特殊处理：__________

非二次计划插管：__________　非二次计划转入 ICU：__________　患者去向：__________　恢复时长：__________

管路 1：____　颜色：____　管道量：____　外露：____ cm　管路 2：____　颜色：____　管道量：____　外露：____ cm

管路 3：____　颜色：____　管道量：____　外露：____ cm　管路 4：____　颜色：____　管道量：____　外露：____ cm

管路 5：____　颜色：____　管道量：____　外露：____ cm　管路 6：____　颜色：____　管道量：____　外露：____ cm

自控镇痛泵：__________　效果：__________　携带物品：__________　病号服：__________

转出时间：__________

PACU 医生签名：__________　责任护士签名：__________　转运护士签名：__________　病房护士签名：__________

CHAPTER 3

第三章 各类护理评估单

护理风险评估是医疗护理中至关重要的一环，通过对患者进行全面的风险评估，可以及时发现和处理潜在的风险，旨在识别和评估患者在接受护理过程中可能遇到的各种风险，从而采取相应的预防和干预措施。本章节列举了各类护理风险评估单，评估说明、适用人群、评估频次到护理措施均做了详细说明。

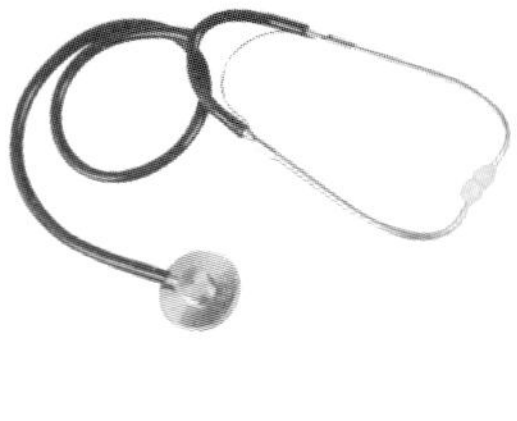

第一节　护理风险评估单

护理风险评估单包括 Morse 跌倒风险评估单、Braden 压力性损伤风险评估单、 Cubbin & Jackson 评估量表、Waterlow 评估量表、脱管风险评估单、深静脉血栓形成风险评估单等。

（1）入院、转科、手术或分娩当天，置管、病情变化的患者在本班内完成各项风险评估，达到规定分值者按风险程度要求落实相应的预防措施，未达到低危风险者不再续评。

（2）频次。低危风险每周评估 1 次，中危风险每 3 天评估 1 次，高危风险每天评估 1 次。

（3）各项评定指数参考跌倒风险评估指引内容，做到准确、及时、全面。

（4）转科时，评估单由转入科室继续填写。

一、Morse 跌倒风险评估单

【记录要求】

（1）Morse 跌倒风险评估单适用于成人。

（2）首评在患者入院本班内完成，患者跌倒、转科、护理级别改变、出现高风险因素、病情变化（如手术或分娩当天，意识、活动、自理能力等改变）或使用特殊药物时，也要在本班内再次完成评估。

（3）评分≤ 24 分（低危风险），每周评估 1 次；评分 25~45 分（中危风险），每 3 天评估 1 次；评分 >45 分（高危风险），每天评估 1 次。

（4）根据患者病情及风险程度采取相应的措施。危险程度为低危、中危、高危，分别采取一般措施、中危风险预防措施、高危风险预防措施。

Morse 跌倒风险评估单

姓名：________ 性别：________ 年龄：________ 科室：________ 床号：________ 住院号：________ 诊断：________ 入院日期：________

评估情况														评估得分	护理措施	护士签名
跌倒史或视力障碍		超过1个医学诊断		使用助行器具			特殊药物（静脉滴注或口服）		步态			认知状态				
否	是	否	是	没有使用或卧床不能移动	使用拐杖、手杖或助行器	扶靠家具行走	没有	有	正常或卧床休息不能活动	双下肢虚弱无力或体位性低血压	残疾、功能障碍或步态损伤	量力而行	高估自己、忘记自己受限、意识障碍、躁动不安、睡眠障碍、沟通障碍或漠视提醒			
0	25	0	15	0	15	30	0	20	0	10	20	0	15			

注：≤ 24 分为低危风险；25~45 分为中危风险；＞ 45 分为高危风险。

（1）低危风险预防措施为一般护理措施：①向患者及家属介绍环境、设施；②安全教育；③消除周围环境存在的危险因素；④确保呼叫器在适用范围内；⑤物品触手可及；⑥穿合适的鞋子及衣裤；⑦及时锁上病床及轮椅的轮轴。

（2）中危风险预防措施除一般护理措施之外，还包括以下几点：①警示标识；②使用床护栏；③协助床上或床边大小便，及时给予便器；④告知患者改变体位欲活动时应遵守“三部曲”；⑤积极与患者及家属沟通，交接班时鼓励患者及家属参与，明白跌倒的危险性。

（3）高危风险预防措施除中危风险预防措施之外，还包括以下几点：①协助患者上、下床，患者行走、入厕时需要有人陪伴；②必要时家属陪护；③在分级护理基础上加强巡视；④必要时使用约束带。

附件：跌倒风险评估指引

跌倒风险评估指引

危险因素	评分	内容指引
跌倒史或视力障碍	25	跌倒是指因疾病因素如暂时性意识丧失、平衡失调导致的跌倒，不包括外界因素引起的偶然跌倒。视力障碍即任何原因导致的视物不清，影响正常生活
	0	无跌倒史，无眩晕史或视觉障碍
超过 1 个医学诊断	15	2 个及以上医学诊断
	0	只有 1 个医学诊断
使用助行器	30	患者能够站立行走，但缺乏安全感，可扶靠家具行走
	15	行走时需使用拐杖、手杖或助行器
	0	患者行走时不需要任何物品辅助且步态自然，或患者卧床无力移动
特殊药物（静脉滴注或口服）	20	静脉滴注或口服特殊药物（如麻醉药、抗组胺药、降压药、镇静催眠药、抗癫痫药、轻泻药、利尿药、降糖药、抗抑郁药等）
	0	未使用特殊药物
步态	20	残疾；肢体功能障碍，包括上肢及下肢的功能障碍；步态损伤，主要表现为从椅子上起立困难，站立后低头，眼睛看地板，患者平衡能力差，下肢颤抖，关节强直，小步态或拖地行走
	10	双下肢虚弱无力：患者可自行站立，但迈步时感觉下肢乏力或无力，需要辅助物品支撑；改变体位，如从平卧改为直立，或长时间站立时发生体位性低血压引起脑供血不足，出现头晕、眼前黑蒙、下肢无力、步态不稳和不能移动等
	0	正常步态，肢体协调，活动自如
认知状态	15	患者表现为意识障碍、躁动不安、沟通障碍、睡眠障碍，或患者非常自信，漠视护士的评估提醒
	0	患者了解自己的能力，能量力而行

二、Braden 压力性损伤风险评估单

【记录要求】

（1）患者入院、手术或病情发生变化时，护士应在本班内完成评估。

（2）评分为 15~18 分（低危风险），每周评估 1 次；评分为 10~14 分（中危风险），每 3 天评估 1 次；评分低于 10 分（高危风险），每天评估 1 次。

Braden 压力性损伤风险评估单

评分项目（分）	感觉				潮湿				活动力				移动力				营养				皮肤状况				评估得分	护理措施	护士签名
	未受损害	轻度丧失	严重丧失	完全丧失	很少潮湿	有时潮湿	非常潮湿	持久潮湿	经常行走	偶尔行走	可坐椅子	限制卧床	未受限	轻度受限	严重受限	完全无移动	非常好	足够	可能不足	非常差	正常状态	颜色异常	温度异常	水肿			
	4	3	2	1	4	3	2	1	4	3	2	1	4	3	2	1	4	3	2	1	4	3	2	1			

注：15~18 分为低危风险；10~14 分为中危风险；低于 10 分为高危风险。

（1）低危风险预防措施为一般护理措施：①警示标识；②保持床铺清洁、干燥、无渣屑；③合理安置患者体位；④修剪指甲；⑤增加营养。

（2）中危风险预防措施除一般护理措施外，还包括以下几点：①避免拖、拉、推等损伤皮肤的动作；②建立翻身卡、定时翻身；③应用气垫床、菜籽垫、棉垫、水囊等；④做好宣教工作，得到患者及其家属的理解和配合；⑤其他措施，如应用减压贴保护骨隆突处等。

（3）高危风险预防措施除中危风险护理措施外，还包括 48h 内申请疮口小组会诊，予以指导。

附件：压力性损伤风险评估指引

压力性损伤风险评估指引

危险因素	评分	程度	内容指引
感觉（机体对压力所引起的不适感的反应能力）	4	未受损害	对语言指令有反应，对不适及疼痛刺激知觉能力正常
	3	轻度丧失	对语言指令有反应，但由他人协助翻身，单个肢体无法感觉到疼痛刺激
	2	严重受损	仅对疼痛刺激有反应（表现为呻吟或躁动不安），全身 1/2 以上体表不能感知疼痛刺激
	1	完全受损	患者对疼痛刺激无反应（没有呻吟、退缩动作），绝大部分体表不能感知疼痛刺激
潮湿（皮肤处于潮湿状态的程度）	4	很少潮湿	没有失禁或受潮湿
	3	偶尔潮湿	皮肤偶尔潮湿，床单需要每天额外更换 1 次
	2	经常潮湿	皮肤经常潮湿，床单至少每班更换 1 次
	1	持久潮湿	由于出汗或小便，皮肤长期处于潮湿状态
活动力（躯体活动的能力）	4	经常行走	可自行下床行走
	3	偶尔行走	可短距离行走，但需要帮助
	2	可坐椅子	行走严重受限，或无法站立，或必须依赖轮椅
	1	限制卧床	长期卧床不能坐起或被迫体位
移动力（改变或控制躯体位置的能力）	4	未受限	完全自主活动四肢
	3	轻度受限	能经常独立地做微小的四肢活动或身体翻动
	2	严重受限	四肢可轻微活动，但不能自行翻身
	1	完全无移动	四肢完全没有活动能力
营养（平常食物摄入模式）	4	非常好	能进食整份饭菜，从不拒绝进食
	3	足够	进食半份以上食物，鼻饲或全肠道营养能维持营养需求
	2	可能不足	只吃 1/2 份食物，摄入流质或鼻饲饮食低于最佳需要量
	1	非常差	进食少于 1/3 份食物或不能进食，只能靠输液补充营养
皮肤状况	4	正常状态	皮肤有弹性、红润
	3	水肿	受压部位水肿或全身水肿
	2	温度异常	皮肤感觉冷或热
	1	颜色异常	皮肤苍白、潮红

三、Cubbin & Jackson 评估量表

Cubbin & Jackson 评估量表是针对重症患者编制的，内容包括年龄、体重状况、既往病史、皮肤状况、精神状态、活动力、血流动力学状态、呼吸、氧需求状况、营养、失禁情况、个人卫生自理能力等12个条目，总分9~48分，总分低于29分为压力性损伤高危患者。该评估量表的克朗巴哈系数为0.708。

Cubbin & Jackson 评估量表

评分项目	1分	2分	3分	4分	得分
年龄	＞70	55~70	40~54	＜40	
体重状况	以上任意1项合并水肿	消瘦	肥胖	正常	
既往病史	非常严重	严重	轻微	无	
皮肤状况	坏疽、渗出（深层组织）	擦破（表皮）	发红（潜在破损）	完整	
精神状态	昏迷/反应迟钝/瘫痪+镇静	冷漠/镇静但有反应	烦躁、焦虑	意识清醒	
活动力	不能耐受移动/已护理好的卧位	无法移动但可耐受改变体位	需坐轮椅	走路需帮助	
血流动力学状态	使用正性肌力药，病情不稳定	不使用正性肌力药，病情不稳定	使用正性肌力药，病情稳定	不使用正性肌力药，病情稳定	
呼吸	休息时呼吸急促	机械通气	持续正压通气或三通管通气	自主呼吸	
氧需求状况	需氧量≥60%，无法维持动脉血气，休息时氧饱和度降低	需氧量40%~60%，动脉血气稳定但活动时氧饱和度降低	需氧量40%~60%，活动时氧含量稳定	需氧量<40%，活动时氧含量稳定	
营养	仅静脉营养	肠外营养	易消化饮食，口腔流质饮食，肠内营养	普通饮食+流质饮食	
失禁情况	尿失禁+大便失禁/长期腹泻	大便失禁/偶尔腹泻	尿失禁/大汗	无失禁/无尿/导尿	
个人卫生自理能力	完全依赖他人	需要很多帮助才能维持卫生	需部分帮助可维持卫生	独立维持卫生	

注：48h内有手术或扫描检查减1分；需输血或血制品减1分；低体温减1分。

四、Waterlow 评估量表

Waterlow 评估量表内容包括体重指数、皮肤类型、性别、年龄、营养状况、失禁情况、运动能力、组织营养不良、神经功能障碍、药物治疗、手术等11个条目，各条目分值不等。总分越高，提示患者发生压力性损伤的风险越高。Waterlow 评估量表临界值为10分及以上，10~14分提示低危，15~19分提示高危，≥20分提示极高危。该评估量表的克朗巴哈系数为0.785。

Waterlow 评估量表

体重指数	分值	皮肤类型	分值	性别	分值	年龄	分值	营养状况
正常（BMI=18.5~22.9）	0	健康薄	0	男	1	14~49	1	A. 是否存在体重减轻 是→ B 否→ C 不确定→ C（记 2 分）
超重（BMI=23~24.9）	1	干燥水肿潮湿	1	女	2	50~64	2	
肥胖（BMI ≥ 25）	2	颜色差	2			65~74	3	
消瘦（BMI ＜ 18.5）	3	裂开 / 红斑	3			75~80	4	B. 体重减轻程度 0.5~5kg 计 1 分 5~10kg 计 2 分 10~15kg 计 3 分 ＞ 15kg 计 4 分 不确定计 2 分 C. 是否进食很差或缺乏食欲 否计 0 分 是计 1 分
						81	5	
								营养评估值＞ 2 分，需转介评估或处理

失禁情况	分值	运动能力	分值	组织营养不良	分值	神经功能障碍	分值
完全控制或留置尿管	0	完全	0	吸烟	1	糖尿病 / 多发性硬化症	4~6
偶尔失禁	1	烦躁不安	1	贫血（HB ＜ 8g/dl）	2	硬化症或心脑血管疾病	4~6
小便失禁或大便失禁	2	冷漠	2	外周血管病	5	感觉受限	4~6
大小便失禁	3	限制	3	单器官衰竭	5	半身不遂或截瘫	4~6
		迟钝	4	多器官衰竭	8		
		固定	5	恶病质	8		

药物治疗	分值	手术	分值
大剂量类固醇 / 细胞毒性药物 / 抗生素	4	外科 / 腰以下 / 脊椎手术	5
		手术时间＞ 2h	5
		手术时间＞ 6h	8

五、脱管风险评估单

【记录要求】

（1）患者入院（包括转入）、置管及病情发生变化时应在本班内完成脱管风险评估。

（2）评估体现动态变化，评分 5~7 分（低危风险），每周评估 1 次；评分 8~11 分（中危风险），每 3 天评估 1 次；评分≥ 12 分（高危风险），每天评估 1 次，直至拔管或出院（包括死亡）。

脱管风险评估单

姓名：________　性别：_____　年龄：______　科室：______　床号：______　住院号：______　诊断：_________　入院日期：________

项目	Ⅰ类导管					Ⅱ类导管						Ⅲ类导管				意识			导管耐受		沟通		管道数量		评估得分	护理措施	护士签名
内容	胸管	T管	口鼻插管	气管插管（切开）	前列腺及尿道术后的导尿管	深静脉导管	PICC	负压球	引流管	三腔管	造瘘管	导尿管	胃管	氧气管	输液管	清醒或昏迷	烦躁	谵妄	可耐受	难以耐受	能理解	差，不配合	≤ 3	> 3			
分值／日期	5	5	5	5	5	4	4	4	4	4	4	4	4	1	1	1	4	4	1	3	1	3	1	3			

注：5~7 分提示低危风险，8~11 分提示中危风险，≥ 12 分提示高危风险。

（1）低危风险采取一般护理措施，包括以下 5 点：①各类导管标识醒目，有效固定；②警示标识；③安全教育；④加强固定，每班进行评估并记录；⑤加强巡视。

（2）中、高危风险除采取一般护理措施外，还包括以下 2 点：①必要时实施保护性约束，松紧适度，经常检查局部皮肤；②根据情况安排家属陪伴。

六、深静脉血栓形成风险评估单

深静脉血栓形成风险评估单

姓名：________ 性别：_____ 年龄：_______ 科室：_______ 床号：_______ 住院号：_______ 诊断：__________ 入院日期：_________

项目	一般情况							特殊疾病												手术或治疗						评估得分	护理措施	护士签名
内容	年龄41~60岁	肥胖症（体重指数>28kg/m²）	有大手术史（<1月）	年龄61~74岁	卧床或肢体制动>72h	年龄>75岁	有静脉血栓或肺栓塞病史	充血性心力衰竭	急性心肌梗死	严重的肺部疾病包括肺炎（<1月）	溃疡性结肠炎	下肢静脉曲张或静脉炎	恶性肿瘤（既往或现在）	血液高凝*	有血栓形成倾向（肝硬化、肾病综合征）	脑卒中（<1月）	髋关节、骨盆、下肢骨折	急性脊髓外伤或瘫痪（<1月）	多发伤（<1月）	口服避孕药或激素替代治疗	中心静脉导管	关节镜手术	石膏固定（<1月）	大手术（>45min）	选择性下肢人工关节手术			
分值 / 日期	1	1	1	2	2	3	3	1	1	1	1	1	2	3	3	5	5	5	5	1	2	2	2	2	5			

注：（1）评分0~2分提示低危风险，3~4分提示中危风险，≥5分提示高危风险。

（2）*血液高凝实验室指标包括红细胞增多、抗心磷脂抗体阳性、狼疮抗凝物阳性、D–二聚体升高、血清同型半胱氨酸升高。

（3）肝素诱导的血小板减少症。

（4）护理措施包括术后早期下床、下肢被动运动、使用弹力袜、抬高下肢、踝关节活动及股四头肌收缩、戒烟戒酒、避免下肢静脉穿刺、鼓励多饮水、使用A/V泵、药物治疗、安全教育、警示标识等。

【记录要求】

（1）患者入院后及手术后在本班内完成评估，病情一旦变化随时评估。转科时评估单交由转入科室继续填写。

（2）0~2 分为低危风险，每周评估 1 次；3~4 分为中危风险，每 3 天评估 1 次；≥ 5 分为高危风险，每天评估 1 次。根据患者情况采取相应的措施。

（3）若发生深静脉血栓，启用“深静脉血栓观察护理单”。

第二节　EAT-10 吞咽筛查表

此表用于筛查患者是否存在吞咽障碍。

EAT-10 吞咽筛查表

科室：________ 姓名：________ 年龄：______ 性别：______ 床号：______ 住院号：________

评估情况	吞咽问题已经使我的体重减轻	吞咽问题影响到我在外就餐	吞咽液体费力	吞咽固体食物费力	吞咽药片或药丸费力	吞咽时有疼痛感	吞咽问题影响到我享用食物的快感	我吞咽时有食物卡在喉咙里的感觉	我吃东西时会咳嗽	我吞咽时感到紧张	总分数	护士签名
分值 / 日期	0~4	0~4	0~4	0~4	0~4	0~4	0~4	0~4	0~4	0~4		

注：将每一道题的数字选项登记在方框内，回答您所经历的上述问题处于什么程度。0 代表没有，1 代表轻度，2 代表中度，3 代表重度，4 代表严重。如果 EAT-10 每项评分都超过 3 分，您可能在吞咽效率和安全方面存在问题，建议您带着 EAT-10 的评估结果就诊，行进一步的吞咽检查和治疗。

【记录要求】

（1）表单有 10 项评分项目，总分 40 分，每项都要评估。

（2）每项评分为 0~4 分，0 分代表没有，1 分代表轻度，2 分代表中度，3 分代表重度，4 分代表严重。

第三节　中医特色护理门诊评估单

中医特色护理门诊评估单

姓名：______　性别：____　年龄：____　体型（□正常　□胖　□瘦）　心脏起搏器（□无　□有）

一、主诉：____

二、望诊

面色：□正常　□白　□黄　□黯黑　□红　□有斑　其他：____________________

舌质：□淡白　□淡红　□舌红　□青紫　□胖大　□瘦薄小　□舌尖红　□舌边红　□舌有瘀斑瘀点

舌苔：□无苔　□白苔　□黄苔　□苔厚　□苔薄　□苔腻　□湿滑　□干燥苔

三、闻诊

声音：□正常　□声音洪亮　□声音细微　□声音沉闷、不愿说话　□兴奋欲言

其他：____________________

咳嗽：□无　□有　痰：□无　□有（色：__________　质：__________）

四、问诊

寒热：□正常　□畏寒怕冷　□畏热喜凉

出汗：□正常　□平时不出汗　□平时易出汗，活动后尤甚　□睡时汗出　□醒后汗出
□手足心汗出

大便：□正常　□大便偏干　□大便稀溏　□大便黏腻、易粘马桶　□大便排解无力，经常感觉排不干净
□大便 2~3 天或更多天排 1 次　□大便每天 2 次及以上　□便时肛门灼热

小便：□正常　□小便清长　□小便色黄　□小便不畅　□饮水后很快就想小便

饮食：□正常　□饮食喜温　□饮食喜热　□饮食喜冷　□饮食喜凉　□食欲差　□食欲较好
□喜清淡饮食　□喜吃水果　□饮食喜甜　□饮食喜咸　□饮食喜酸　□饮食喜辣　□重口味

胸腹四肢：□正常　□胸闷　□气短　□烦躁　□疼痛（部位：____________________）

耳：□正常　□耳鸣　□耳聋　□耳痒　□耳痛　□流水

眼：□正常　□干涩　□昏花　□眩晕　□流泪　□目痛　□眼袋大　□眼袋黑

睡眠：□正常　□不易入睡　□易醒　□醒后难入睡　□醒后能迅速再次入睡　□时时惊醒
□无梦　□少梦　□多梦　□恶梦

续表

月经期：□是　□否

孕妇：□是　□否

五、切诊

脉象：□和缓　□浮脉　□沉脉　□数脉　□迟脉　□虚脉　□实脉　□洪脉　□细脉　□滑脉　□涩脉
□弦脉　□结脉

治疗项目（包括部位）：______________________　评估时间：______________________

评估人：______________________　护理专家：______________________

【记录要求】

（1）此单适用于中医特色护理门诊。

（2）此单作为就诊患者评估、辨证施治的依据。

（3）此单仅在就诊当次使用。

CHAPTER 4

第四章

住院患者护理安全告知书

护理告知作为一项重要的护理工作内容，有助于提高护士的护理服务水平，提高患者及其家属对护理服务的满意度。本章节汇总了临床护理工作中存在风险时需要告知患者及其家属并取得知情同意的相关护理文书，从存在风险、有可能造成的不良后果到需要采取的防范措施都提供了指导，旨在引起广大护理人员对护理告知的重视，提高护理服务质量。

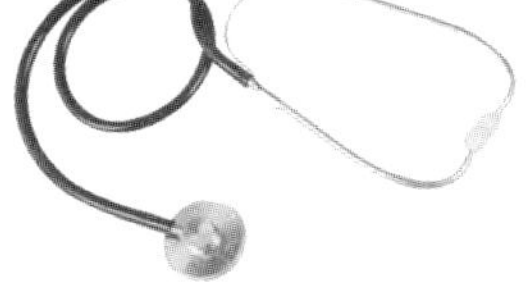

第一节　护理侵入性操作告知书

医疗机构在实施侵入性护理操作前，需要向患者或家属说明操作目的、方法、风险等，并取得患者或家属同意的书面文件。

护理侵入性操作告知书

科室：______　床号：______　姓名：______　性别：______　年龄：______　住院号：______

尊敬的患者或患者家属：

您好！

根据患者的病情，现需要进行 ____________________ 操作，这是一种常用的，有助于诊断、治疗及保护的手段，但由于其具有侵入性或损伤性的特点及风险，加之患者个体差异及一些不可预料的因素，可能会出现下述的常见并发症及其他不可预见或无法防范的不良后果，护理人员会尽力避免上述并发症或不良后果的发生，但不能保证该操作的绝对效果和安全性。

常见操作并发症包括以下两大类。

（1）各类穿刺和注射：①疼痛；②出血；③血肿形成；④液体外渗，严重者出现皮肤坏死；⑤感染；⑥神经损伤；⑦血栓形成；⑧静脉炎；⑨穿刺不成功。

（2）各类置管：①疼痛；②置管困难；③黏膜损伤和出血；④感染；⑤导管引流不畅；⑥导管脱出；⑦置管不成功。

患者或患者家属知情选择

（1）我已阅读上述相关内容，护士已经告知我将要进行的操作及可能发生的并发症和风险，并且解答了我关于该操作的相关问题。

（2）护士可以根据我的病情对预定的操作方式做出调整，遇到紧急情况时，为保障生命安全实施必要的救治措施，我将承担全部所需费用。

（3）我理解我的操作需要多位护士共同进行。

（4）我并未得到操作百分之百成功的承诺。

（5）现我做以下声明：□同意接受相关操作并愿意承担风险。

□不同意接受相关操作，并且愿意承担因拒绝而产生的一切后果。

患者或患者家属签字：________________　　与患者关系：________________

联系电话：________________　　签字日期：________________

护士签字：________________

第二节　住院患者各类护理风险告知书

一、住院患者压力性损伤风险告知书

住院患者压力性损伤风险告知书是医疗机构向住院患者及其家属提供的文件，旨在告知患者及其家属关于压力性损伤的风险、预防措施及相关护理要求等。

住院患者压力性损伤风险告知书

科室：______　床号：______　姓名：______　性别：______　年龄：______　住院号：______

尊敬的患者或患者家属：

您好！

根据患者目前的病情，我们使用《Braden 压疮危险因素评估表》对患者进行了压力性损伤风险评估，得分为 _____分，属于高危风险患者，说明患者在住院治疗期间有可能会发生压力性损伤。因此，我们将积极采取相关措施进行预防，希望能得到您的配合。

为防止患者发生压力性损伤，我们将采取以下护理措施，请在方框中打“√”。

□（1）安全指导：预防压力性损伤的健康宣教。

□（2）至少每 2h 变换体位 1 次。

□（3）使用气垫床减压，适当按摩受压部位。

□（4）协助患者活动，进行被动肢体功能锻炼。

□（5）保持皮肤清洁、干燥。定时为患者进行温水擦浴，促进血液循环。

□（6）为患者更换卧位或使用便器时，需将患者抬离床面，避免拉、拽，避免擦伤皮肤。

□（7）保持床单平整、干燥、清洁。

□（8）遵医嘱予以高营养饮食，提高患者机体抗病和修复能力。

□（9）其他：________________________________

患者或患者家属知情选择

我已阅读上述相关内容，理解压力性损伤发生的风险、预防的目的及措施，护士向我解释了预防压力性损伤的重要性，我知道我有权拒绝或放弃此护理措施，也知道由此带来的不良后果及风险，我已就我的病情、压力性损伤风险以及相关的问题向护士进行了详细的咨询，并得到了满意的答复，现我做以下声明：

我已知晓患者存在压力性损伤风险，并（同意□　不同意□）接受所采取的压力性损伤预防措施。

患者或患者家属签字：________________　　与患者关系：________________

联系电话：________________　　签字日期：________________

护士签字：________________

二、住院患者跌倒或坠床风险告知书

住院患者跌倒或坠床风险告知书是医疗机构向住院患者及其家属提供的文件，旨在告知患者在住院期间可能发生的跌倒或坠床风险、相关预防措施，以及发生跌倒或坠床时的应对方法等。

住院患者跌倒或坠床风险告知书

科室：______ 床号：______ 姓名：______ 性别：______ 年龄：______ 住院号：______

尊敬的患者或患者家属：

您好！

根据患者目前的病情，我们使用《跌倒 / 坠床危险因素评估表》对患者进行跌倒或坠床风险评估，得分为______分，属于高危风险患者，说明患者在住院治疗期间有可能发生跌倒或坠床。为了防止跌倒或坠床的发生，我们将采取以下护理措施，请在方框中打“√”。

□（1）请将呼叫器按钮放在随手易取之处，必要时及时呼叫。

□（2）请将私人常用物品固定放置，保持床边及走道通畅。

□（3）请穿防滑鞋，避免穿大小不合适的鞋或拖鞋，避免穿长度不合适的裤子，以免绊倒。

□（4）改变体位时请遵守“三部曲”，即平躺 30s，坐起 30s，站立 30s，再行走。避免因突然改变体位而发生跌倒或坠床。

□（5）睡觉时将床栏拉起，离床活动时应有人陪护。

□（6）在患者上卫生间的过程中，陪伴人员请勿随意离开患者。

□（7）湿性拖地后尽量不要下床走动。

□（8）出现头晕或使用镇静安眠药物期间，需下床活动时应先坐于床沿，再由照顾者扶下床。

□（9）如果患者在行走时出现头晕、双眼发黑、下肢无力不能移动等症状，应立即原地坐下、蹲下或靠墙，呼叫他人帮助。

□（10）对于不合作者，必要时可进行适当的身体约束，使跌倒或坠床的可能性减至最低。

□（11）由健侧边床沿上下床。

□（12）使用合适的助行器等辅助用物，并协助患者活动。

□（13）24h 不间断陪护。

患者或患者家属知情选择

我已阅读上述相关内容，理解跌倒或坠床发生的风险、预防的目的及措施，护士向我解释了预防跌倒或坠床的重要性，我知道我有权拒绝或放弃此护理措施，也知道由此带来的不良后果及风险，我已就我的病情、跌倒或坠床风险以及相关的问题向护士进行了详细的咨询，并得到了满意的答复，现我做以下声明：

我已知晓患者存在跌倒或坠床风险，并（同意□ 不同意□）接受所采取的跌倒或坠床预防措施。

患者或患者家属签字：________________ 与患者关系：________________

联系电话：________________________ 签字日期：________________

护士签字：________________________

三、住院患者深静脉血栓形成风险告知书

住院患者深静脉血栓形成风险告知书是医疗机构向患者及其家属提供的文件，旨在对住院患者深静脉血栓形成风险进行评估，评估因素包括年龄、手术类型、基础疾病等。

住院患者深静脉血栓形成风险告知书

科室：______ 床号：______ 姓名：______ 性别：______ 年龄：______ 住院号：______

尊敬的患者或患者家属：

您好！

根据患者目前的病情，我们使用《深静脉血栓形成风险评估表》对患者进行深静脉血栓形成风险评估，得分为_______分，属于高危风险患者，说明患者住院治疗期间有可能发生深静脉血栓。深静脉血栓是指血液在静脉内异常凝结并形成血栓，堵塞静脉血液回流，引起血栓形成区域肢体缺血缺氧，严重时发生缺血部位肢体坏疽，血栓脱落时会导致肺栓塞和栓塞后综合征等一系列并发症。因此，我们将积极采取相关措施进行预防，希望能得到您的配合。

为防止患者发生深静脉血栓，我们将采取以下护理措施，请在方框中打“√”。

□（1）术后早期下床活动，遵循循序渐进的原则。

□（2）下肢被动运动。

□（3）使用弹力袜。

□（4）抬高双下肢 20°~30°。

□（5）踝关节活动、股四头肌收缩。

□（6）戒烟戒酒，限糖降脂控体重。

□（7）避免下肢静脉穿刺。

□（8）鼓励多饮水。

□（9）下肢主动运动。

□（10）使用 A/V 泵。

□（11）药物治疗。

□（12）安全教育。

□（13）警示标识。

患者或患者家属知情选择

我已阅读上述相关内容，理解深静脉血栓发生的风险、预防的目的及措施，护士向我解释了预防深静脉血栓的重要性，我知道我有权拒绝或放弃此护理措施，也知道由此带来的不良后果及风险，我已就我的病情、深静脉血栓形成风险以及相关的问题向护士进行了详细的咨询，并得到了满意的答复，现我做以下声明：

我已知晓患者存在深静脉血栓形成风险，并（同意□ 不同意□）接受所采取的深静脉血栓形成预防措施。

患者或患者家属签字：______________ 与患者关系：______________

联系电话：______________ 签字日期：______________

护士签字：______________

四、住院患者脱管风险告知书

住院患者脱管风险告知书是一种医疗文件，旨在告知患者及其家属留置各种管道（如导尿管、气管插管等）的患者在住院期间可能面临的非计划性脱管风险。

住院患者脱管风险告知书

科室：______ 床号：______ 姓名：______ 性别：______ 年龄：______ 住院号：______

尊敬的患者或患者家属：

您好！

根据患者目前的病情，我们使用《脱管风险评估单》对患者进行脱管风险评估，得分为____分，属于高危风险患者，说明患者住院治疗期间有可能发生脱管风险，损伤患者身体，增加患者痛苦，同时影响治疗效果。因此，我们将积极采取相关措施进行预防，希望能得到您的配合。

为了防止患者发生脱管事件，我们将采取以下护理措施，请在方框中打“√”。

□（1）术后早期下床活动，遵循循序渐进的原则。

□（2）下肢被动运动。

□（3）使用弹力袜。

□（4）抬高双下肢 20°~30°。

□（5）踝关节活动、股四头肌收缩。

□（6）戒烟戒酒，限糖降脂控体重。

□（7）避免下肢静脉穿刺。

□（8）鼓励多饮水。

□（9）下肢主动运动。

□（10）使用 A/V 泵。

□（11）药物治疗。

□（12）安全教育。

□（13）警示标识。

患者或患者家属知情选择

我已阅读上述相关内容，理解脱管发生的风险、预防的目的及措施，护士向我解释了预防脱管的重要性，我知道我有权拒绝或放弃此护理措施，也知道由此带来的不良后果及风险，我已就我的病情、脱管的风险以及相关的问题向护士进行了详细的咨询，并得到了满意的答复，现我做以下声明：

我已知晓患者存在脱管风险，并（同意□ 不同意□）接受所采取的脱管预防措施。

患者或患者家属签字：______________ 与患者关系：______________

联系电话：______________ 签字日期：______________

护士签字：______________

第三节 血液透析患者风险告知书

血液透析患者风险告知书包括血液透析室走透患者告知书，血透患者跌倒、坠床风险告知书，血液透析患者透析导管脱管风险告知书等。

血液透析室走透患者告知书

尊敬的血液透析患者及家属：

感谢您选择我院血液透析室进行维持性血液透析治疗，我科全体医护人员将竭诚为您提供医疗服务。

维持性血液透析治疗是一种终身治疗方式，透析频率为每周 2~3 次，每次 4h，除透析时间外，其余时间均在院外，且需频繁往返医院与家里，鉴于以上原因，需要告知以下风险。

（1）患者在往返途中或在上下机称重时有可能发生跌倒、绊伤，以及路途中交通意外等不可预知的后果。

（2）因患者透析治疗周期长，费用高，加上透析本身及透析并发症，以及家庭、社会等因素的影响，易产生焦虑、抑郁等心理障碍而发生自杀等意外情况。

（3）在透析治疗前、后，因内环境紊乱和血压波动，以及透析中抗凝剂的使用，易发生心脑血管意外导致猝死。

（4）透析间期，饮食不当或饮水过多等引发高钾血症、急性左心衰竭等危及生命的急性并发症，有可能在家中或者往返途中发生意外。

（5）透析间期因内瘘和中心静脉置管的自我护理不当发生大出血而危及生命。

（6）糖尿病患者因胰岛素使用不当发生致命性低血糖。

（7）其他不可预料的意外。

以上风险请维持性血液透析患者及家属详细阅读并充分理解，恳请家属陪伴走透患者，尤其是在上下机称重、往返途中。若出现上述意外，请第一时间联系我们并拨打 “120”，我们会在第一时间积极救治患者，尽最大能力挽救患者生命。若无家属陪伴，在往返途中出现意外后果自负。

最后，附血透室电话：8298386，以及心肾科电话：8298385。

患者签字：__________________　　　　日期：______________

患者家属签字：______________　　　　日期：______________

医生签字：__________________　　　　日期：______________

护士签字：__________________　　　　日期：______________

血透患者跌倒、坠床风险告知书

尊敬的患者及家属：

您好！

感谢您对我们透析中心的信任和支持，为了减少您或您的家人在透析期间跌倒、坠床及其他意外事件的发生，保障诊疗过程的安全，我们向您和您的家人告知有关规章制度及将采取的措施，希望得到您的配合，避免不良事件的发生。

（1）透析中心行严格的两班之间清场制度，定时开门，特殊情况下延时开门，请错峰进入，不要拥挤。

（2）上、下体重秤时注意秤与地面的高度。

（3）应穿软底鞋，防滑、便于行走；衣裤合身，避免活动时被绊倒。

（4）如有头晕等不适，应由家属陪同前来。

（5）行走中出现头晕等不适，应立即扶墙站立，必要时就地坐下或躺下。

（6）使用轮椅的患者，上、下轮椅时需将轮椅固定，并将脚踏抬起。

（7）常用物品及药品放于易拿取处，治疗过程中需要帮助请及时呼叫医护人员。

（8）若透析过程中患者出现烦躁不安、意识不清等症状，我们将用床栏保护，必要时给予约束带固定，请您理解配合。

（9）透析结束后需下床活动时，避免突然改变体位，应遵循“三部曲”：床上坐起 30s，床边坐 30s，床边站立 30s，再行走。如有不适，需经医生评估方可下床，透析中出现并发症需家属接回，不得擅自离开。

（10）下床后如觉得体力不支、步态不稳或行走不便，不要擅自行动，请在床旁休息以获得医护人员帮助。

（11）透析期间不能上厕所，如有必要应用便盆替代，若要去卫生间，必须由家属陪同。能自行上卫生间者，注意蹲下、站起时动作要缓慢，并借助扶手，谨防头晕和跌倒。

患者签字：________________　　家属签字：________________

护士签字：________________　　日　　期：________________

血液透析患者透析导管脱管风险告知书

尊敬的患者及家属：

您好！

感谢您对我们透析中心的信任和支持，为了减少您或您的家人在透析期间透析导管脱出及其他意外事件的发生，保障诊疗过程的安全，我们向您和您的家人告知有关规章制度及将采取的措施，希望得到您的配合，避免不良事件的发生。

（1）养成良好的个人卫生习惯，保持局部干燥清洁，如导管口处出现红、肿、痛，请及时就诊并做出处理。临时导管：留置大腿股静脉导管患者应避免淋浴，优先选择擦浴；留置颈部导管患者如需洗头，可使用干洁毛巾覆盖包裹好导管，采取仰卧位洗头，导管水平以下淋浴，避免导管敷料污染导致感染。

（2）留置颈部导管患者应尽量穿开衫衣服，穿脱衣裤要小心，不可因瘙痒而抓挠导管口周围，防止导管牵拉脱出。

（3）非紧急情况下，导管不做他用，如抽血、输液等。

（4）临时透析导管固定的缝线若有脱开，应及时就医，敷料包扎固定严密，防止导管脱出。

（5）避免剧烈运动，使导管受压扭曲，导致导管滑出。

（6）透析治疗期间，请勿大幅度活动，如突然坐起、站立，如有任何需要请告知护士，在护士的协助下进行。

（7）随时观察导管处胶贴是否固定妥善，如有松动或脱落应予以固定并及时就医。

患者签字：__________　　　　家属签字：__________

护士签字：__________　　　　时　　间：______年____月____日